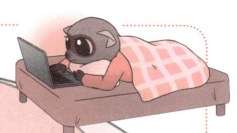

图解眼疾的

正确治疗与
最新知识

[日] 户张几生 著

侯丕华　黎楠　译

U0189472

中国科学技术出版社

·北　京·

前　言

　　随着信息时代的发展和互联网的普及，我们可以随时了解世界上发生的事情。但是，我们为此付出的代价是，长时间地使用电脑、智能手机等移动终端导致视疲劳和眼部干涩人群的增加。"VDT症候群"（VDT泛指视频显示终端）是50年前人们所想象不出的现代新生疾病。

　　虽然，互联网的发展和科学的进步为人们的生活带来了巨大的改变，但如果无视"日出而作，日落而息"的自然规律，眼睛正常的休息时间就会被频繁的夜生活打乱和削减。长时间的睡眠不足、偏食、缺乏运动及精神压力过大等不良的生活习惯，还会导致"生活习惯性疾病"的发生，甚至威胁生命安全。

　　眼睛健康与生活习惯病关系密切，其中糖尿病、高血压、动脉硬化等与眼睛健康之间的关系尤为密切。在导致后天性失明的疾病中，糖尿病及其并发症居于首位。

　　在生活中，十之八九的信息都是依靠视觉获得的。因此，能够看到世间万物是非常重要而且美好的事情！

　　本书剖析了各类眼疾常见的标志性异常症状和病因

等，并且介绍了各类眼疾的预防和护理方法。"早发现，早治疗"是疾病预防的关键。尽早发现眼疾的细微症状，养成良好的用眼习惯，对于眼疾的预防和治疗是非常重要的。

希望本书可以让人们关注到用眼健康，以获得更舒适的生活，这也就是著撰此书之初衷。

东邦大学医学部名誉教授

表参道内科眼科名誉院长

户张几生

为了永远保持"良好视力"，
请高度重视眼睛健康

　　本书未谈及具体的眼睛疾病，而是重点强调了眼睛疾病的防护知识。在日常生活中眼睛并不被人们所留意，我们也并非每天都认真地考虑眼睛的健康。

　　但是，在不知不觉中，眼睛疾病的症状在恶化，当你发现的时候，已经丧失了视力或视野，这样的情况并不少见。因此，在此特别提出眼睛健康的问题，希望大家认真对待和重视。

　　本书首先列出了从症状认识眼睛疾病的一览表。此后，讲述了近年来发病率不断上升的糖尿病相关疾病、老年性黄斑变性以及另外两个导致失明率高发的重大疾病——白内障和青光眼。序言重点强调了应尽可能在疾病的早期阶段去眼科就诊、接受详细检查的重要性。

　　在第1章中，描述了眼睛出现异常的先兆症状。无论是多么小的不适，都有可能导致重大眼睛疾病的发生。所以，日常若发现眼睛不适，应该及时去眼科，明确病因。

　　第2～4章，作者对常见眼睛疾病做了简单易懂的解说，从症状、病因、治疗方法等方面，讲述了近视，远视，屈光不正，由电脑工作导致的眼睛疲劳、干眼症，以及糖尿病视网膜病变、白内障、青光眼等引起失明发病率较高的眼睛疾病。

第 5 章介绍了对眼睛有利的良好生活方式以及日常生活中能做到的对于眼睛的护理。希望大家平时高度重视眼睛健康，永远保持健全的视野。

目 录
CONTENTS

第 **5** 章 **利于眼睛的平和生活** ········· 165

判断视力异常

因为我们平时是双眼视物，

所以即使是单侧眼睛的视力出现问题，也常被忽略。

因此，必须分别检查单眼的视力。

建议使用下面的方法，

首先判断哪侧眼睛是自己的优势眼。

●判断优势眼睛的方法●

1　用左手拇指和食指构成圈形，举到与眼睛平行的高度。

2　圈形面向自己，用右手的食指从圈形正中穿出。

3　闭上一侧眼睛，分别用左、右眼看圈形。

4　右手食指穿过圈形中心见证方法效果。

5　在射箭和射击等瞄准靶点的时候，下意识地使用的眼睛，
　　即是自己的优势眼睛。

视物异常	可能存在的眼疾
视力下降	● 老花眼 ● 角膜、视网膜、晶状体等病变 ● 白内障
视物重影	● 脑梗死、脑出血等 ● 糖尿病 ● 甲状腺功能亢进
见光时有刺眼感	● 白内障　　● 角膜病变
在黑暗中有光感	● 视网膜裂孔（破损）
在光周可见到如彩虹样的东西（虹视）	● 青光眼
视物变形	● 黄斑区病变
视物困难	● 视网膜病变　　● 糖尿病 ● 视神经炎　　● 脑部病变
视野变窄	● 青光眼 ● 视网膜中央静脉阻塞症 ● 疑似青光眼
视野部分缺损	● 视网膜剥脱
用单眼视物时，所视物体的大小出现异常	● 黄斑部病变
图像中心区变暗	● 黄斑部病变
在视野中可见到浑浊物体	● 飞蚊症　　● 视网膜裂孔 ● 玻璃体出血

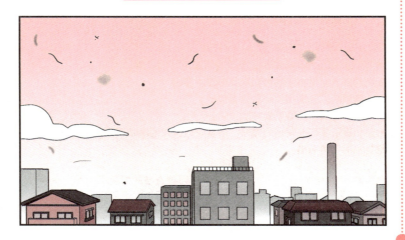

飞蚊症时可见症状

飞蚊症

　　当直视天空和白墙时，感觉眼前有小黑虫样或细丝屑样的物体在飞动，与其说是小虫飞舞，更像是污渍黏附在某处，随眼球运动一起晃动。因看似像蚊子在飞舞，故称之为"飞蚊症"。中老年人由于玻璃体自然老化，上述症状多发，并非疾病。但是，由于多种原因均可导致上述症状，突发飞蚊症时，要考虑到发生视网膜剥脱或眼底出血等眼疾的可能，应及时到眼科就诊检查。

视网膜脱落时可见症状

光视症

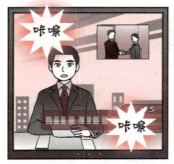

眼睛运动时可见闪光掠过

视网膜脱落加重
（视网膜只剩下方残留的情况）

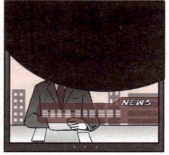

健全的视野出现残缺

视网膜脱落

突然出现飞蚊症或眼球运动时出现闪光感，均提示有可能是视网膜脱落。随着病情的发展，还会出现视野部分残缺或在视野上部出现帘状缺损的情况。

除视网膜脱落外，也有可能是视网膜中央静脉阻塞症或青光眼。另外，不仅是眼部疾病，在发生脑梗死、脑部肿瘤等重症疾病时，也可能出现上述症状，因此，应立即就诊检查。

老年性黄斑变性时可见症状

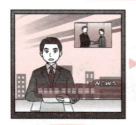

正常视野

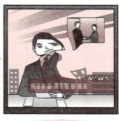

初期时症状

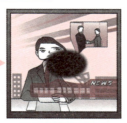

进行性加重时症状

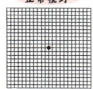

视物时物体中心有水样感

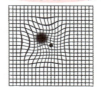

视物时中心区部分残缺

老年性黄斑变性

　　视野中心扭曲，并逐渐出现视力模糊、视物灰暗，最终视物困难的症状，临床上称为"中心暗点"，是老年性黄斑变性的症状之一。

　　随着身体老化，视网膜中心区、黄斑区易发生异常病变，因此，上述症状在中老年人群多见。近年来，发病率激增。若置之不理，随着病情的发展，会有失明的可能，故须尽早接受诊治，推荐使用激光等治疗方法。

白内障时可见症状

正常视野

白内障

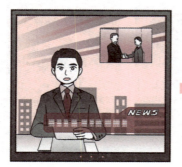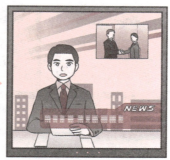

视物时感觉像加上了黄白色
的过滤器

白内障

　　整个视野好似被弥漫的雾气笼罩着，造成视物不清，这是白内障的典型特征。白内障是由晶状体浑浊、光反射紊乱所致。随着病情发展，视物时如透过毛玻璃样，所见物体一片模糊恍白。

　　白内障被称之为老年性疾病，自 40 岁以后，晶状体开始浑浊，50 岁以后视物朦胧现象增多。出现上述症状时，应及时接受检查，并进行治疗。

青光眼时可见症状

初期	中期	末期

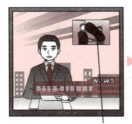

缺损部

视野残缺开始时，视野内一部分变暗（出现看不见的点）

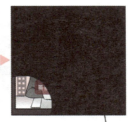

缺损部

变暗的部分扩大，视野缺损开始变大

缺损部

由于视野狭小，导致不能正常生活

青光眼

　　青光眼是一种视野变窄、视野残缺的眼部疾病，病程长达 10～20 年，在疾病初始阶段，几乎没有明显的自觉症状。当进展到中期时，在视野上方可出现弓形缺失，而逐渐引起人们的注意。到晚期，视野残缺部分逐渐扩大，仅视野中心区可以残存部分视野。

　　该病是导致失明的重要原因，要给予充分的警惕，定期进行眼科检查，并尽早治疗。

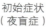

视网膜色素沉着时可见症状

初始症状
（夜盲症）

在昏暗处
视物困难加重

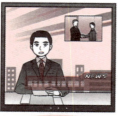

发病时

随着视野狭窄进行性
加重，视野周边消失

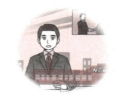

正常的视野

视网膜色素沉着

　　因视网膜细胞受损引起，在较暗的环境下，视物困难，俗称"夜盲症"。由于视细胞不断受到侵害，病情逐渐加重，出现视野由周围向中心逐渐缩小、视物不清的症状，最终可导致失明，后果严重。

　　视网膜色素沉着是一种遗传性疾病。即便家族中无该病患者，也可由于遗传基因出现某种异常变异而发病，且在任何年龄都有发生的可能。

中心性浆液性脉络膜视网膜病变时可见症状

视物正常时

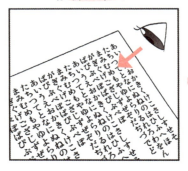

视野的中心变黄并伴有戴了滤过镜时视物的感觉

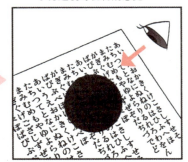

中心性浆液性脉络膜视网膜病变

当发生轻度的视力下降、视物变形的"变视症"以及看到的物体比实际物体小的"小视症"的情况时，即有发生中心性浆液性脉络膜视网膜病变的可能性。当看到在白墙和白纸上书写的文字时，将中心部位的文字看成黄色或浑浊，发生该病的可能性较大。

在视网膜的中心区、黄斑区，有小部分视网膜脱落，会导致浆液样水分漏出并形成蓄积，此时便有上述症状出现。30~40岁的男性多发。

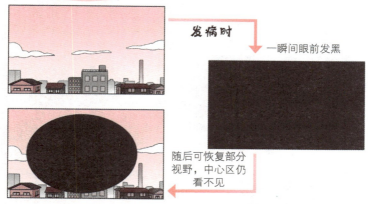

视网膜动脉阻塞症时可见的症状

正常的视野

发病时

一瞬间眼前发黑

随后可恢复部分视野，中心区仍看不见

视网膜动脉阻塞症

　　视网膜动脉阻塞症的最大特征是突然出现单眼失明或视野部分缺失，这是由于为该部位供氧和提供营养物质的动脉血管发生闭塞所致。若营养视神经的中心动脉通过的部位发生闭塞，则主要表现为视力显著地下降，若有营养视网膜内侧的视网膜动脉发生闭塞，则主要表现为部分视野缺失。

　　存在高血压、糖尿病等生活习惯病及有动脉硬化危险因素的人群，该病的发病率更高。

视网膜静脉阻塞症

部分视野变黑

因视网膜出血部位的不同，可有视野上方、下方或全部变黑的情况

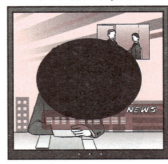

※ 发生情况较复杂，千差万别

视网膜静脉阻塞症

　　同视网膜动脉阻塞症一样，行走于视网膜的静脉发生闭塞，导致视网膜水肿、出血，进而引发此症。该病多为单眼发病，几乎没有双眼同时发病的现象。视网膜中心静脉闭塞时，整个视网膜广泛出血，导致视力急剧下降，视野变暗。若中心静脉的分支静脉发生闭塞，会出现黄斑区水肿、出血以及部分视野变暗、视物困难等症状。

糖尿病视网膜病变

发病初期无自觉症状 视物不清进行性加重

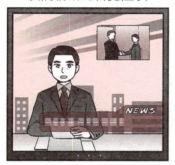 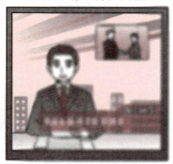

糖尿病视网膜病变

在日本，糖尿病视网膜病变名列导致失明疾病的第 2 位。由于缺少自觉症状，当发现该病时，疾病往往已进展至一定的程度。为有效预防该病的发生和发展，需要定期进行健康检查。该病与糖尿病神经病变、糖尿病肾病统称为糖尿病的三大并发症。

若在发病初期能有效地控制血糖，症状有可能得到一定程度的改善；而当血管闭塞范围逐渐扩大时，就有必要进行激光等治疗了。

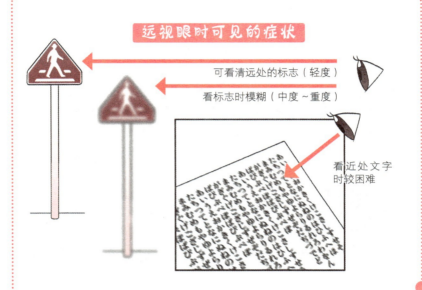

远视眼时可见的症状

可看清远处的标志（轻度）

看标志时模糊（中度～重度）

看近处文字时较困难

屈光不正·老花眼

我们常把眼睛比作照相机，在看远处的物体和近处的物体时，必须调整焦距。眼睛具有在瞬间自动调节焦距的机能。老花眼是随着年龄增加、调节远近的机能下降而造成的一种疾病，在看远处的物体时还较清晰，但看近物时就比较模糊了。多在45岁后开始发病，可以使用眼镜加以矫正。

第 1 章

眼部异常的信号

——出现以下症状时的注意事项

眼部异常是疾病发生时的求救信号

眼睛疾病多为一点一点逐渐进展的，几乎没有自觉症状，常常是在感觉到不适时，疾病已进展至晚期。最可怕的是这些可被早期发现的异常症状常常被人们所忽视。建议 40 岁以上的人群应经常进行眼睛自我健康检查。

眼睛发生疼痛、瘙痒　　　　视力下降　　　　眼睛充血、易流泪

结膜炎、角膜损伤　　　老花眼、屈光不正、白内障　　　角膜炎、角膜溃疡

低估症状是致命的！

在 1～10 的症状中，如果有其中 1 个症状的话，需要去眼科就诊，并进行相应检查。"这并非是什么大不了的事，无需大惊小怪"，如此低估症状，甚至置之不理，可能导致不可挽回的严重后果。

视野中心部有变暗的感觉

黄斑病变、视网膜脱落、青光眼

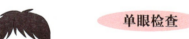

单眼检查

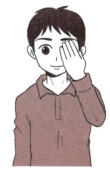

当单侧眼睛的视力出现问题时，正常侧的眼睛会对视野进行补偿，多不易被发现。因此，在检查时必须分别检查单眼视力。

部分视野看不见

眼底血管病变导致的视网膜脱落

视野内可见黑点和脏东西样的影像

飞蚊症、视网膜脱落、视网膜裂孔

在视野内可见闪烁的亮光

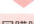

视网膜脱落、青光眼

视物不正

黄斑部的病变、视网膜静脉阻塞、视网膜脱落

视物重影

脑梗死、脑出血等脑部疾病，甲状腺功能亢进，糖尿病

突发不能视物

视网膜动脉阻塞、视网膜静脉阻塞、视网膜脱落、糖尿病视网膜病变、脑部病变

造成眼部不适的原因

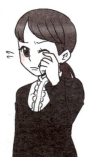

　　除以上 10 项原因外，还有很多造成眼部不适的因素。让我们一起来看看这些原因：
- 眼睛疼痛／眼睛疲劳、青光眼发作、角膜或结膜病变
- 眼睛模糊／干眼症流泪
- 鼻泪管堵塞、眨眼肌无力
- 眼睛疲劳／老花眼、白内障
- 眼睛干涩／干眼症、干眼症症候群、结膜弛缓症
- 眼睛发痒／结膜炎
- 眼睛充血／结膜炎、结膜下出血、青光眼
　　通过眼科检查，找出致病原因，尽早治疗。

视野异常

当出现视野缺失、视物扭曲、晃眼等症状时，即使症状轻微，也要首先判断是否是眼疾所致。疼痛、水肿等症状容易被身体感知，而眼部疾病多进展缓慢，常不易被发觉。特别是中老年人，随着年龄的增加常出现眼睛老化（老花眼）和晶状体浑浊导致的白内障等问题，需要自身加以注意并定期进行眼科检查。

下页图解介绍了视野异常的病名、发病原因。当出现这些症候时，发生相应疾病的可能性较大，应立即对症处理。

疾病的详细解说，参见本书的第2~4章。

单侧眼睛发生异常时，正常一侧的眼睛会对视野进行补偿，故常不被发现，必须分别进行单眼检查。

视野缺陷

病因：视网膜脱落、视网膜静脉阻塞症、青光眼、脑梗死和脑部肿瘤等脑部疾病。

视物扭曲

病因：散光所导致的屈光不正、老年黄斑变性、中心性浆液性脉络膜视网膜变性、视网膜脱落。

视物变大

病因：角膜、晶状体异常，白内障及眼肌麻痹等。

视物变形

病因：飞蚊症、闭目时出现闪光的情况时，视网膜脱落的可能性较大。

晃眼

病因：角膜异常和白内障等。

视物朦胧、模糊

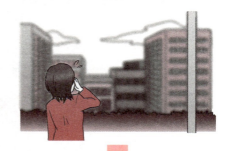

眼睛疲劳

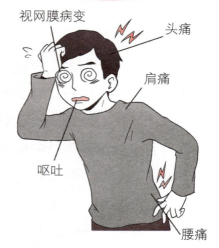

视网膜病变　头痛　肩痛　呕吐　腰痛

处理方法：
- 消除焦虑、紧张情绪
- 改善办公环境
- 消除眼部肌肉紧张，促进血液循环
- 加强工作空隙眼睛的休息
- 对有糖尿病风险的人群加强血糖检查

疼痛和瘙痒

当粉尘和脏东西进入眼睛时，角膜、结膜会受到损伤而引起疼痛。通过我们自身分泌的泪液或使用眼药水滴眼，可以清洗眼睛，去除粉尘，使疼痛得以缓解。与体表的疼痛相比，眼睛内部的疼痛更为可怕。当眼睛内部出现疼痛时，要想到有发生急性青光眼、巩膜炎的可能，也不排除有脑梗死、脑出血、脑组织深部损伤的可能。

另外，眼睛发生胀痛主要是由于角膜或结膜受伤所致，偶尔也会因粉尘入眼导致。其中，也会有因眼睑内缘向眼内翻、睑睫毛内翻（倒睫）刺激角膜的情况。

除此之外，麦粒肿也存在由眼睑瘙痒转变为疼痛的情况，这也是一种很麻烦的疾病。眼睑的泪腺被葡萄球菌等细菌感染、化脓后，眼睑逐渐出现红肿、疼痛，化脓时，脓液会从眼睑感染部位流出。

眼周疼痛

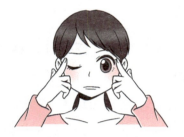

病因：麦粒肿、巩膜炎等。

胀痛

即使清洗眼睛也不能缓解疼痛，这可能是由于异物导致角膜或结膜受伤，应去眼科检查。

瘙痒

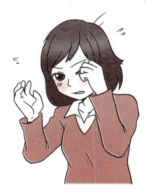

病因：主要是过敏性结膜炎等。

急剧疼痛

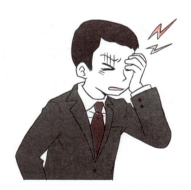

病因：主要有急性青光眼、角膜炎等。

充血和肿胀

眼睛充血有两种类型，一种是巩膜广泛发红，称为"结膜充血"；另一种是黑色的虹膜周围发红，称为"睫状充血"。结膜充血即使不治疗，也常可以自然缓解；可怕的是睫状充血，有可能是葡萄膜炎或急性青光眼，需要去眼科进行详细检查，明确病因。

另外，眼睑水肿可由睡眠不足和疲劳导致，但考虑到眼睑疾病有发生麦粒肿、结膜炎、细菌感染、过敏、肿瘤等疾病的可能，建议接受眼科检查。

眼球向外凸出是甲状腺功能亢进时较常见的症状，该病多见于 20～30 岁的女性，主要是由于甲状腺激素过度分泌而引起的一种免疫性疾病。是什么原因引起免疫异常呢？目前其根本病因尚未明确。该病多伴有心慌、脉律不齐、眩晕、多汗、口干等症状。

眼睑水肿

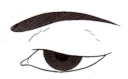

病因：麦粒肿、
霰粒肿、眼睑炎等。

巩膜发红

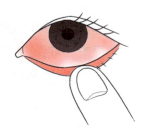

病因：结膜炎等感染
疾病、结膜下出血等。

眼球凸出

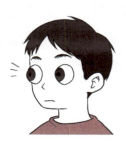

病因：甲状腺功能亢进、
眼窝肿瘤等。

虹膜周边发红

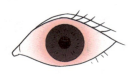

病因：急性青光眼、
葡萄膜炎等。

分泌物异常

当眼睛出现大量黏稠的分泌物并感觉到与平时不同时，很有可能发生了眼睛疾病。与机体其他部位相同，眼睛的分泌物是眼睛代谢活动所产生的，也就是陈旧、老化的细胞脱落时产生的，晨起时可见少量的眼睛分泌物是正常现象。眼睛分泌物增多、黏稠则是一种病态，多是由于眼部炎症所致，为了避免传染给家人，请大家注意不要共用洗脸毛巾。

此外，通过眼泪也能察觉出疾病的发生。

容易流泪并伴眼睛感到不清亮时，可能存在细菌或病毒感染所致的结膜炎或角膜炎。病毒性结膜炎常易传染给他人，所以应注意洗手，尽量不要污染所使用的物品。相反，眼泪减少、眼睛干涩则是干眼症的典型症状，需要去眼科检查，接受滴眼药等相应的治疗。

眼睛分泌物增多

分泌物异常

巩膜充血明显，稀薄的分泌物增多

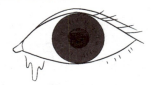

病因：病毒性结膜炎等疾病。

黄色分泌物

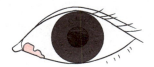

病因：细菌性结膜炎等。

黏稠的分泌物

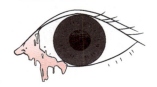

病因：慢性泪囊炎等。

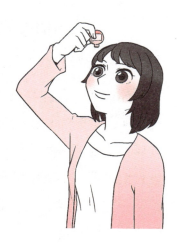

干眼症

处理方法：
- 滴眼药以防止眼睛干涩
- 禁止长时间看近处物体
- 保持室内空气流通
- 保证充足的睡眠
- 解除焦虑紧张情绪

医院内的检查
使用C形视力表只能检查视力，而进行性进展的疾病是查不出来的

如前所述，在日常生活中多数眼睛疾病均有先兆症状出现，重要的是在出现眼疾先兆症状时不要置之不理，应尽快去眼科接受检查。面对眼科先兆症状不予理睬，势必酿成重症，故应尽早接受检查和治疗。

一提到眼睛检查，很多人都会联想到在学校或工作单位使用C形视力表，判断"C"字开口的方向，再根据结果判断眼睛视力有无异常。但是，只做这个检查是查不出进行性进展性眼病的。

在眼科，首先要判定视力问题，其次是掌握眼球内部各组织的情况，在此基础上，再针对异常现象进行相应的检查。下面将为大家介绍眼科的常用检查。

视力检查

在眼科检查中，大家接触最多的是用与"C"相似形状的标记来检查视力，即辨认"C"的缺口朝向，最初检查裸眼视力，然后检查矫正视力。视力检查分为在 5 米以外处辨认符号和用直接窥视装置检查两种类型。

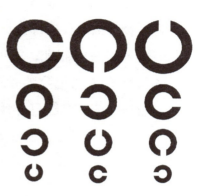

裂隙灯显微镜检查

即使用具有裂隙灯照明装置的显微镜检查。用这种仪器，眼科医生可以用眼睛直视被检查者的眼睑、结膜、角膜、前房、虹膜、晶状体、玻璃体、视网膜等。

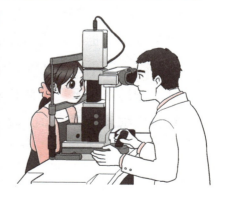

眼底检查

　　眼底检查主要是观察视网膜毛细血管和视神经，这是视物时最重要的部分。

　　通过检查眼底，能够在早期发现青光眼、视网膜脱落等具有失明危险的疾病。同时，也可以检查糖尿病、高血压等疾病是否已导致血管损害。

眼压检查

　　测量眼压多数在健康体检和住院查体中进行，用压平眼压测定法检查眼压则是更为精密的一种测量手段。"Goldmann"型眼压计使用激光产生的光压压平角膜来测量眼压。也可以选择直接按压眼球，因为检查中使用麻醉剂，并不会有疼痛的感觉。

　　眼压在一天之中会有频繁的波动，并非一次检查就可得出结果，需要数次检查，方可得出准确的数据。

视野检查

确定视野是否有缺失、是否存在视物发暗、有无视物困难等症状，都需要检查视野。这是了解视网膜、视神经病变的一种检查方法，也是判断早期青光眼（青光眼最初为视野变窄，最终可导致失明）的有效检查手段。

视野异常包括视线范围缩小的"视野狭窄"和视野一部分缺失的"视野缺损"两种。一般最简单的检查方法是用单眼辨认医生的手或手指的活动状态，其他还有从视野测定装置的窥视孔中看内部放射状视标的检测手段。

其他检查

●虹膜角膜角检查

详细检查有房水排出口的虹膜角膜角的状态，了解有无青光眼。

●角膜检查

检查角膜的质地、炎症、浑浊状态。

●泪腺检查

检查泪液的分泌状态和泪道。在配隐形眼镜和干眼症的诊断中使用。

●眼球突出检查

在眼睛受到强烈撞击怀疑有骨折发生时，或在怀疑有甲状腺机能亢进时做此检查。

●电生理检查

即给眼睛通入微电流，观察眼睛的反应及视网膜的状态。

●图像诊断

对不能够直视的眼睛内部组织，用X线或超声波进行检查。

选择眼科的方法

若眼睛不适，到综合性医院检查感到麻烦时，可以根据自己的情况，选择专业眼科诊所

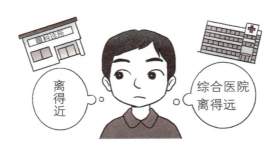

眼睛的检查有许多种类，希望大家根据自己的症状，选择相应的检查。也有人主张将眼科的检查系统地都做一遍。下面向大家介绍一下去眼科做检查的几点注意事项。

眼科有综合医院的眼科和住宅或单位附近的眼科诊所，要根据自己眼睛的情况和状态选择合适的医院。例如，如果患的是与生活习惯病相关的眼科疾病，那就应该去综合性医院，连同身体其他方面的异常一起进行检查和治疗；否则，就可到附近的眼科诊所。

第 2 章

现代人多发的眼睛疾患

——重新认识生活习惯

屈光异常

近视、远视、散光是最为常见的眼睛疾患，通常认为所有视物模糊均是由屈光异常导致的

　　提起眼睛疾患，首先想到的是近视、远视、散光等与视物相关的疾病。所谓"眼睛坏了"的多数症状，主要是由角膜、晶状体的屈光异常以及视网膜不能很好地聚焦引起的。

　　看东西时，光线通过角膜从瞳孔进入眼内，通过晶状体和玻璃体到达眼内最深部位的视网膜。到达视网膜的光刺激通过视神经传送至大脑，大脑反映出"看见"的信号。当眼睛折射力过强时，所视物体在视网膜前成像，从而导致对近距离的物体看得清楚，而对远处的物体看得模糊，也就是所谓的"近视"。相反，当眼睛的折射力减弱时，所视物体呈现在视网膜的后方，近处和远处的物体均看不清楚，称为"远视"。当所视物体在视网膜发生扭曲，光线不能聚焦，成像不能一体化，称为"散光"。

　　上述的屈光异常，将在下页详细解说。

屈光异常

视力正常

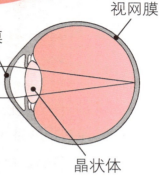

视网膜

角膜

晶状体

光线从远处平行进入眼睛，通过角膜和晶状体的折射，成像在眼底的视网膜上。

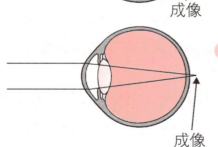

成像

近视

眼睛的折射力过强，所视物体成像在视网膜前方。

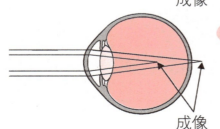

成像

远视

眼睛的折射力减弱，所视物体成像在视网膜的后方。

成像

散光

眼睛的折射异常，光线不能很好地聚焦。

成像

近视

近视的症状是远处的物体看不清楚，主要为生活习惯和遗传所致

在眼睛疾病中，最常见的是近视，也称为"近视眼"，即从远处进入眼睛的光线成像在视网膜的前方。其中，由于眼轴（眼睛的前后径）过长导致的近视，称为"轴性近视"；由于角膜和晶状体的光折射力量过强导致的近视，称为"屈光性近视"。

近视的原因还不非常清楚，目前认为主要与遗传和环境因素相关。父母为近视，其子女发生近视的概率增高，推测此为遗传因素所致。另外，长时间学习、看书、看电视、玩游戏等，可导致眼睛疲劳，从而引发近视，这种情况为环境因素所致。

另外，将从小学高年级以及中学开始逐渐出现的近视，称之为"单纯近视"；而将自幼儿园时期即开始出现的严重的近视，称之为"病态近视"。

近视的原因包括遗传和生活环境

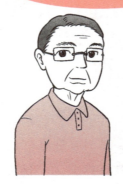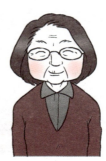 祖父母

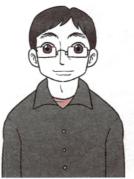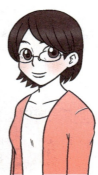 父母

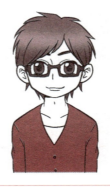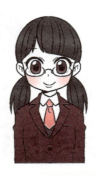 子女

假性近视

由于一时性的过度用眼，导致眼睛突发调节功能减弱所致的近视，称为"假性近视"

近视又分为真性近视和假性近视。确切地说，假性近视是一种俗称，在眼科称之为"伪近视"。伪近视是由于调节晶状体厚度的眼肌出现疲劳、调节能力下降、晶状体鼓胀所致，这是由于一时性过度用眼，导致突发眼肌调节机能减退，出现近视样症状。虽说是假性近视，但如若置之不理，不及时消除眼肌紧张状态，将有可能进展为近视，所以必须多加注意。

重要的是，长时间连续用眼近距离工作时，应该在较长时间用眼之后，适当休息，眺望远方，休整眼睛的调节机能。

另外，在被诊断为伪近视之后，应该去眼科进行点眼药或口服药物治疗。通过上述治疗，伪近视仍不能缓解的情况下，应配戴眼镜或隐形眼镜。

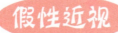 **假性近视**

由于一时性用眼过度，导致眼肌调节机能减弱，出现近视样症状

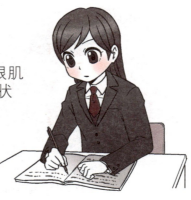

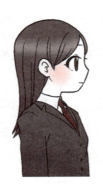

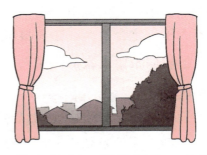

休息片刻，眺望远方，休整眼肌的调节能力，这非常重要

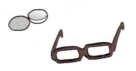

若仍不能改善视力的话，需要配眼镜或隐形眼镜

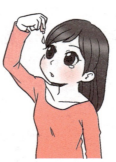

点眼药水或口服药物治疗

近视的矫正

矫正近视需要配眼镜或隐形眼镜。近年来，还有使用准分子激光治疗仪进行手术的方法

关于近视的矫正方法，多数人一般首先选择配戴眼镜或隐形眼镜，不过这种方法一定适合自己吗？实际上也有人不一定合适。现在在眼镜店很容易就能够配制眼镜，但我们希望大家都能深入了解眼镜、隐形眼镜的购买和使用常识。

近年来，随着治疗近视、要求恢复视力的人不断增加，一种准分子激光手术备受瞩目。它通过激光切削角膜，改变角膜的折射度，从而达到矫正近视的目的。这种手术仅需15分钟，近期效果很好，所以非常受欢迎，但在安全性方面仍需要进一步证实，故要慎重选择。另外，还有一种方法，是在睡眠时佩戴角膜塑性镜来矫正近视，因其对身体没有伤害，也引起众人的关注。

准分子激光手术

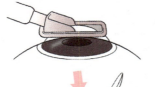

使用激光吸引装置翻开眼睛暴露出角膜

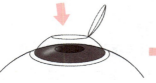 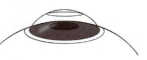

翻开部分角膜，用激光照射

然后将掀开的角膜恢复原位，逐渐愈合如初

手术禁忌人群

- 20 岁以下的人群
- 高度近视的人群
- 有眼部其他疾病或全身性疾病的人群

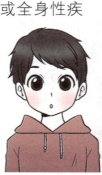 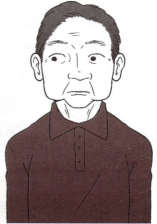

远视

远视的主要症状是远近物体均看不清楚。儿童出现远视，多因眼睛发育不良

出现与近视相反的症状称为远视。远视是由于远处的光线进入眼睛后，聚焦成像于视网膜的后方所致。其中，眼轴（眼睛的前后距离）较正常人缩短者，称为"轴性远视"；角膜、晶状体的屈光能力减弱所致者，称为"屈光性远视"。

儿童出现远视，多数是由于眼睛发育不良，随着年龄的增长，会逐渐恢复正常；但对于严重的远视，如不加以治疗，将会导致弱视、内斜视等，应引起注意。

眼睛的屈光能力随年龄的增长而减退，首先表现为看近处的物体模糊，随着症状进展，看远处的物体也模糊不清。如长期自行努力调整屈光，还会引起头痛、肩痛等不适症状。

矫正远视的方法也有多种，主要的仍是配戴眼镜或隐形眼镜。

远视、老花眼

远视的人最容易变成老花眼

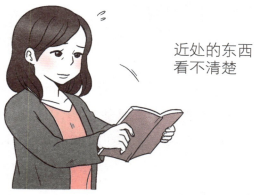

近处的东西
看不清楚

哎呀——

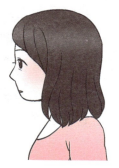

随着疾病进展，远处的
东西也看不清楚

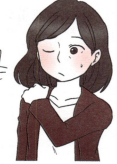

自己长期努力调整屈光，将会导
致头痛、肩痛、肩部发硬等不适

远视的矫正

矫正远视最有效的方法仍是配戴眼镜或隐形眼镜

大家常有这样的想法，认为"患有远视的人就更要看远处的东西"，这种观念是错误的，是没有科学依据的。因为看远处的东西更容易让远视的人产生眼睛疲劳。

与近视相同，矫正远视的有效方法仍是配戴眼镜或隐形眼镜。近视的矫正使用凹面镜，远视的矫正则要使用凸面镜以增强屈光力。

远视的人，看东西的时候常常要使劲地聚光，容易导致眼睛疲劳。眼睛的聚光能力随年龄的增长而减弱，40 岁前后会逐渐出现看东西困难、模糊等现象。

儿童有良好的自身调节能力，所测得的远视的度数与自身真正的度数常会产生一定的差距，因此对中学生进行视力检查和测量眼睛度数时，有必要使用具有麻痹调节力的滴眼液。

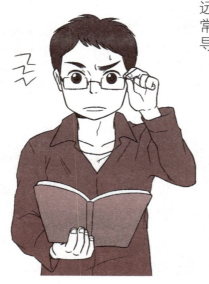

远视，由于看东西的时候常常需要努力调节屈光，故易导致眼睛疲劳

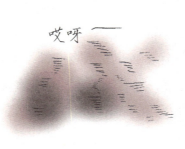

哎呀

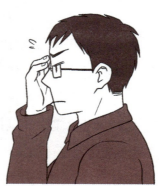

调节屈光的能力，随着年龄的增加而减弱

弱视和青光眼

如果对较为严重的远视不加以矫正，它将可能转为弱视，在成年人中，则有进展为青光眼的危险

在前面已经对远视做了介绍。在幼儿时期，眼球较小，眼球的前后径短，常产生远视，这是一种较为常见的现象。但是，若远视程度较为严重，又未及时加以治疗，则会导致弱视。所谓弱视，是指即使不存在导致视力低下的其他疾病，佩戴眼镜或隐形眼镜也不能将视力矫正达到 1.0 以上，属于矫正视力效果差的一种疾病。医学上将由于远视导致的弱视称为"远视性弱视"，若不加以矫正，由眼睛传送至大脑的图像将模糊不清。

这种现象如发生在儿童，随着其身体的成长和眼球的生长，远视的症状可以自愈；而如果发生在成年人，若对于程度较重的远视不给予治疗，则可能引发青光眼（闭角性青光眼），必须予以注意。有关青光眼的介绍，将在本书的后面详细说明。青光眼是导致失明的最重要病因，故平时就应该定期去眼科接受检查，早发现，早治疗。

弱视

即使不存在导致视力低下的其他疾病，戴眼镜或隐形眼镜也不能将视力矫正达 1.0 以上，称之为"弱视"

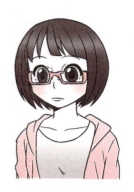

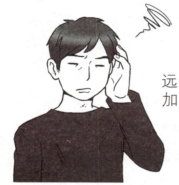

远视程度严重的成年人，若不及时加以治疗，有引发青光眼的可能

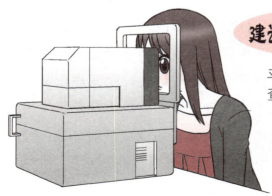

建议定期进行健康检查

平时定期去眼科接受检查，早发现，早治疗

散光

散光的主要特征是视物重影或模糊不清，其病因是角膜表面的弧度和晶状体扭曲

与近视和远视不同，散光是由于角膜和晶状体表面的弯曲度不一致，导致不同方向子午线的屈光率不一致，从而使得经过这些子午线的外来光线不能聚集于同一焦点。其病因也有晶状体异常，但多数都是角膜表面的弧度不均一所致。视物重影、模糊不清是散光的主要特征。眼睛极易疲劳，也是散光的症状之一。

临床上将散光分为规则散光和不规则散光。最大屈光力和最小屈光力主子午线相互垂直者为规则散光。规则散光又分为顺规则散光、逆规则散光和斜向散光。

使用由放射状线条组成的散光表检查视力时，不能够聚焦方向的线条可以看得很清楚，而聚焦正常方向的线条看得模糊不清或看成重影。矫正散光所使用的眼镜或隐形眼镜也与近视镜和远视镜不同，是一种特殊的镜片。

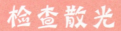

散光检查表

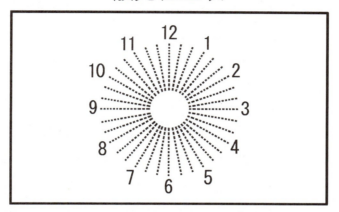

正常	散光

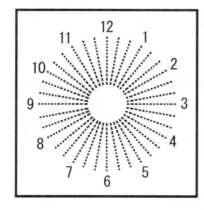

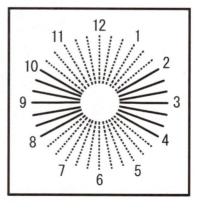

视物均一　　　　　　　将横线或纵线看得过粗

规则散光和不规则散光

使用圆柱状镜片能够矫正的散光为"规则散光"，不能矫正的散光为"不规则散光"

在散光中，光线向角膜或晶状体的纵、横、斜的某一方向扭曲，进入眼睛的光线聚焦变成复数，称为"规则散光"。根据规则散光光线扭曲的方向不同，又分为"顺规则散光"、"逆规则散光"和"斜向散光"3种。顺规则散光指折射力强的子午线为垂直方向；逆规则散光指折射力强的子午线为水平方向；斜向散光指折射力强的子午线为斜方向。

上述散光只用球面镜片不能够进行光学纠正，必须使用组合圆柱状镜片方可做到光学纠正。

另外，将角膜出现凸凹不平、折射面的屈光不规则、在哪里均没有聚焦点的散光，称为"不规则散光"。这是角膜异常导致的最为多见的症状，不能用圆柱状镜片矫正，可用高透氧硬性角膜接触隐形眼镜矫正，但仅限于晶状体异常所致的散光。

散光用隐形眼镜

规则散光

角膜或晶状体扭曲所致，能够用圆柱状镜片矫正

不规则散光

屈光不规则，用圆柱状镜片不能矫正

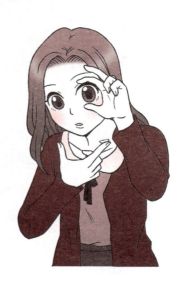

圆柱状镜片

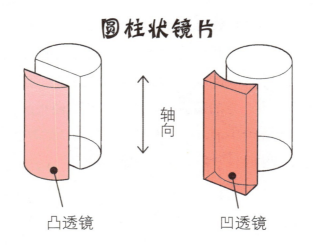

轴向

凸透镜　　　凹透镜

散光的矫正

规则散光或不规则散光均需要使用高透氧硬性隐形眼镜矫正。正确掌握角膜屈光手术的适应证

一般对于由于角膜扭曲所导致的散光，需要用圆柱状镜片或硬性隐形镜片加以矫正。目前，被称为复曲面透镜的矫正用软控制镜片有数种，也可用来矫正散光，能够一定程度地矫正散光折射度。由于框架眼镜比隐形眼镜易脱离散光轴，有时在矫正时会有一定的偏差。

对于由于角膜异常导致的不规则散光，隐形眼镜片仍然是第一选择。但是，对于由于晶状体异常导致的规则散光和不规则散光，圆柱状镜片均不能矫正。

另外，除圆柱状镜片和隐形眼镜矫正散光以外，角膜屈光手术在一定程度上可以辅助矫正屈光度数。但是，这类手术有一定的适应证，并且，若不使用眼科专用设施而接受廉价手术，常会发生一些纠纷，需要加以注意，术前务必和眼科专科医生很好地沟通。

角膜屈光手术

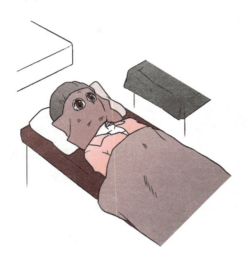

高透氧硬性隐形眼镜

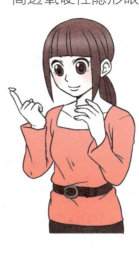

与专科医生沟通

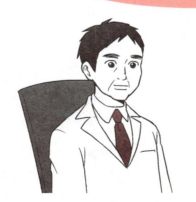
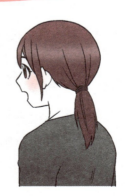

手术需慎重

老花眼

晶状体的调节聚焦能力减弱，近处的物体变得看不清楚，称为"老花眼"

老花眼是由于承担调整眼睛光距任务的晶状体的弹性减弱，调节能力下降，以致眼睛对近处的物体看不清楚，医学上也称为"老视"。自 40 岁左右，将逐渐出现不同程度的老视，即：能够较为清楚地看到远处的物体，并不感到眼睛疲劳，但在看近处物体时感到眼睛疲劳；光线充足时看东西清楚，光线稍暗时就变得视物不清；看小字时，必须在离开眼睛较远处才能看清。若是强行聚光看近处物体，不仅会感到疲劳和视物朦胧，而且会导致肩背部发紧、头痛等症状。

另外，儿童或年轻人长时间持续地看书、看电视、玩游戏、电脑等，加重了眼睛看近物调节聚光的负担，突然转为看远处物体时，也会变得聚焦困难，需要一段时间方可调整好焦距。如若对于此种现象不予干预，长此以往，眼睛疲劳程度会加重，并出现头痛、肩部紧张、眩晕等症状，因此，有必要尽早进行矫正。

自 40 岁左右出现老花

看报纸必须距离眼睛 30 厘米
以上方可看清楚文字

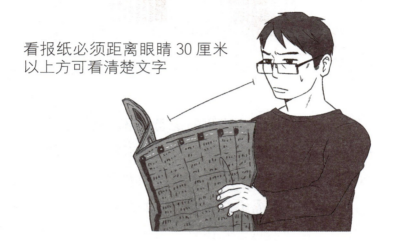

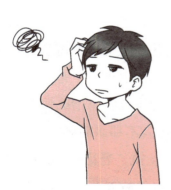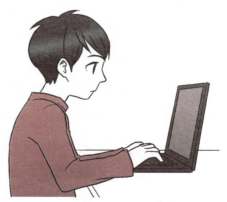

年轻人长时间持续看电脑，加重了眼睛聚焦近物的负担，
突然看远处物体时，也需要一定时间进行调整

老花眼的矫正

矫正老花眼最好的方法是使用老花镜，但需要根据视物距离的远近进行调整

矫正老花眼最为常用的是老花镜。老花镜是凸面镜片，根据眼睛调节能力减退程度的不同，凸镜的度数也不一样。在使用老花镜的时候，远处的物体看不清楚，故比较适用于经常看报、读书等近物的人群。远近两用眼镜可以解决看远近物体时摘戴眼镜的不便，但刚开始佩戴时，常会感到视野摇晃不定、眼睛容易疲劳，而且会感到视野变窄，直到习惯为止。常会听到"近视的人不会变老花眼"的说法，其实并不正确，无论是谁，由于晶状体的机能减退都会出现老花现象。但是，近视的眼睛原本就屈光异常，对近处物体视物不清的情况出现延迟，因此，对老花眼的不适应就不那么明显。

还有一种说法，"一使用老花镜，老花现象就会不断加重"，这也是错误的。强忍着不戴老花镜，最终会使眼睛越来越疲劳。

推迟老花眼进展的方法

眼部运动操

①突然紧紧闭目

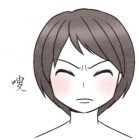

嗖

②突然睁开眼睛

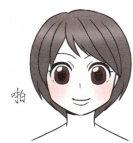

啪

③旋转眼球

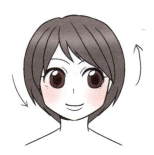

每天做2分钟，会有良好的效果！

眼睛疲劳

由于眼睛疲劳导致身体不适，称为"眼睛疲劳"，必须尽早治疗

因埋头于手上精细的工作而忘记了时间，之后常常会感到眼睛疲劳。这种眼睛疲劳并不同于运动后的肌肉疼痛，其程度并不显著，稍微放松一下，无需特殊处理就会过去，常常被忽视。

但是，即使被认为是单纯的眼睛疲劳，实际上有的却是必须立即治疗的眼疾或是某种全身性疾病的信号。另外，也有因眼睛疲劳而导致的医疗纠纷事件。

眼睛疲劳不断加重，最终会导致头痛、头颈部僵硬、低热等全身不适。眼睛疲劳的病因有多种，大致分为：①调节机能低下；②肌肉的运动异常；③视神经疲劳；④其他疾病影响。另外，精神紧张焦虑也是导致眼睛疲劳的病因之一。

眼睛疲劳

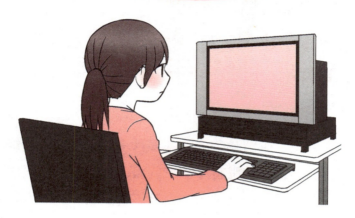

长时间使用电脑工作，会导致眼睛疲劳

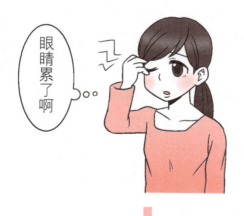

眼睛累了啊

眼睛疲劳也是眼睛疾病和全身性疾病的一个信号

眼睛疲劳的症状

眼睛疲劳的症状不仅局限于眼睛，还可以导致头痛、肩背部发紧，甚至诱发神经症状

　　实际上，眼睛疲劳的症状多种多样。过度、持续地使用眼睛，会导致眼睛干涩、刺眼，视物时不能很快地聚焦，并感觉有异物进入眼内等不适症状。这些都是眼睛疲劳的特征性征候。除眼睛的不适以外，还可以导致眼睛深处和头部疼痛、肩背发僵、失眠等，致身体不适。眼睛内部神经异常可导致头痛、颈肩部血液循环不畅；持续同一姿势，会产生肌肉紧张，致周身不适。

　　另外，需要特别注意的是对于神经的影响，可能会出现日常不被察觉的紧张焦虑、头痛、腹痛等，此时即使到医院检查，也常常找不出什么病因。

　　对于眼睛疲劳不予治疗、置之不理，可能会导致意想不到的疾病进展，故希望尽早到眼科就诊。

症状的各种表象

眼睛疲劳不仅仅是眼睛的症状

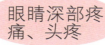

眼睛深部疼痛、头疼

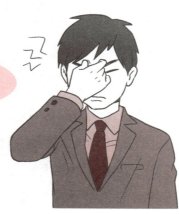

颈部和肩部疼痛

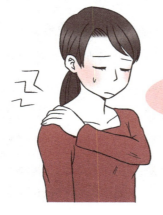

失眠

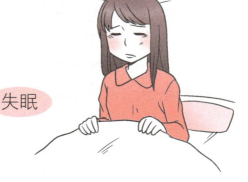

眼睛疲劳的治疗 1　明确疾病诊断

对于由眼睛疾病或全身性疾病导致的眼睛疲劳，治疗原发性疾病就可以消除眼睛疲劳

　　眼睛疲劳有多种症状，病因也各种各样，因此，治疗方法根据病因而各有不同。

　　首先，最重要的是明确是由于何种疾病导致的，结膜炎、麦粒肿、白内障、青光眼等疾病可以增加眼睛各部组织的负担，其结果是导致眼睛疲劳。除眼疾以外，糖尿病、高血压、动脉硬化、心脏病、肝脏疾病等目前发病率迅猛增长的生活习惯病，也可以导致眼睛疲劳。

　　通过检查视力、眼底、视野、眼球运动等，发现眼睛疾病后，应采取相应的治疗措施。若并非某种特定疾病导致眼睛疲劳，可以使用维生素 B 制剂（利于细胞新陈代谢）点眼，有助于改善症状。另外，通过健康检查确认为生活习惯性疾病的，要针对这些疾病加以治疗，这也是治疗眼睛疲劳的方法之一。

生活习惯病为病因

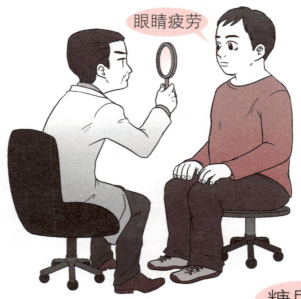

眼睛疲劳

糖尿病

心脏病

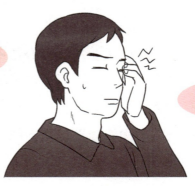

肝病

生活习惯病也会导致眼睛疲劳

眼睛疲劳的治疗 2　佩戴眼镜

你的眼镜或隐形眼镜的度数合适吗？根据各种不同情况分别使用眼镜，减轻眼睛的负担

在被眼睛疲劳所困扰的人群中，很多人是由于所佩戴眼镜镜片的度数与眼睛实际度数不相符。这种镜片度数与眼睛实际度数不相符的情况，不仅不利于矫正视力，反而会引起眼睛疲劳。随着年龄的变化，人的视力会不断地发生变化，如发生近视、远视等，所以需要定期进行眼科检查。对于佩戴眼镜或隐形眼镜的人，要知道自己的眼镜度数是否合适，需要不厌其烦地定期进行检查。受损的镜片也会导致眼睛疲劳，故对镜片也要时常进行检查。

佩戴眼镜需要确认镜片的中心是否是和瞳孔恰好对应。左右眼睛的间距也因人而异，若所佩戴的眼镜两眼之间的间距不合适，会导致视物扭曲。因此，应尽可能根据用眼情况的不同，分别使用不同的眼镜，以减轻眼睛的负担。

所佩戴的眼镜或隐形眼镜若
与眼睛的视力不符，会导致
眼睛疲劳

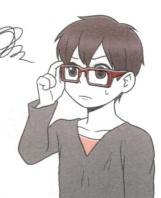

根据用眼时的情况不同

分别使用不同的眼镜，这样可以减轻
眼睛疲劳

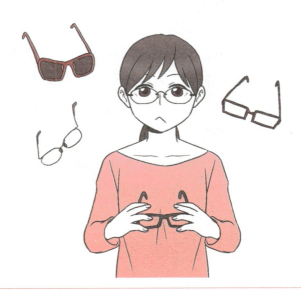

眼睛疲劳的治疗 3　确认视物环境和视力活动

调整好视物环境和不良视物习惯，也能够改善眼睛疲劳

眼睛疲劳与视物环境和视物习惯密切相关。所谓视神经疲劳，是指由于过度使用眼睛，导致眼睛的肌肉和视神经的功能异常。办公和读书的时候，需要注意照明的亮度和学习时的姿势；使用电脑时，电脑摆放的位置也很重要。长时间连续看显示器，由视神经接受的光线和色泽与眼睛疲劳也有一定关系。在使用电脑时，经常休息一下，做一会儿体操，有助于休息眼睛。

使用眼睛工作的场所，若空气干燥或空调的风直吹眼睛，会导致干眼症。也有人认为，吸烟时产生的烟雾对眼睛的刺激也是引起眼睛疲劳的可能原因，所以要改善我们的工作环境。

另外，充足的睡眠也是非常重要的。睡眠不足，使用眼睛的时间增加，眼睛的休息减少，必然导致眼睛疲劳。

读书的时候，要注意
照明和姿势

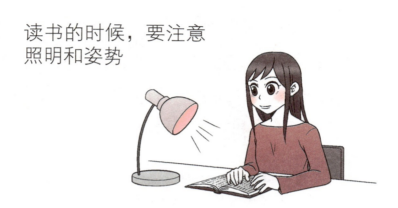

使用电脑工作时，注
意休息以保护眼睛

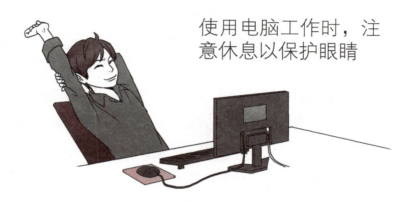

保证充足的睡眠，
让眼睛休息

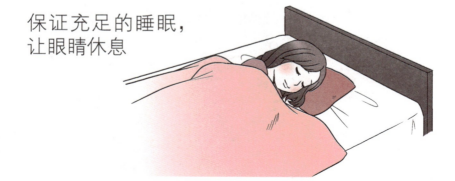

眼睛疲劳的治疗 4　消除精神压力

精神压力、焦虑是导致眼睛疲劳的原因之一，服用维生素是缓解精神压力的一种方法

精神压力、焦虑是导致眼睛疲劳的原因之一。它们通过自律神经机能调节眼睛的聚光，平时不易被察觉，但当精神压力使自律神经功能减弱，从而不能很好地调节聚光时，便会导致眼睛疲劳。

精神压力不断加重、蓄积，不仅会出现异常强烈的不安、焦虑、失眠等精神症状，还会引起高血压、血运障碍、胃溃疡等多种疾病，并形成恶性循环。

消解精神压力的最佳方法是做一下趣味活动和运动，另外，维生素 B_1 被称为"精神维生素"，有稳定精神的作用，在精神紧张时可酌情服用。

精神压力导致眼睛疲劳

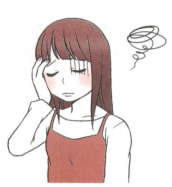

精神紧张、焦虑是导致眼睛疲劳的原因之一

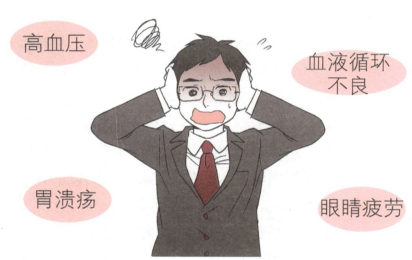

高血压

血液循环不良

胃溃疡

眼睛疲劳

感到疲劳时适当休息，可以缓解精神压力

VDT 症候群

长时间连续凝视电子屏幕，对眼睛、身体和精神带来不良影响所产生的症状称为"VDT 症候群"

现代社会中，我们使用电脑显示器进行工作的机会急剧增多。长时间使用 VDT (Visual Display Terminal) 工作对眼睛、身体和心理产生的不良影响统称为 VDT 症候群。

使用 VDT 工作中，视线在电脑显示器、键盘和书籍之间频繁移动穿梭，致使眼睛急剧疲劳。眼睛持续地集中于画面，眨眼的次数减少，会导致眼睛干燥、负担增加；长时间同一姿势工作，会导致头颈部、肩部和手腕的疼痛，称为"电脑病"。电脑病作为现代新型疾病在上班族中急剧增多，是使用电脑工作者共同的烦恼，已成为普遍的社会问题。

VDT 与普通的电脑不同，需要从画面中寻找出需要的情报，理解其含义，并对此做出正确的指令，确认内容和文字是否一致，并做出正确的反应等一连串的操作，故其所导致的眼睛疲劳较使用电脑更为严重。

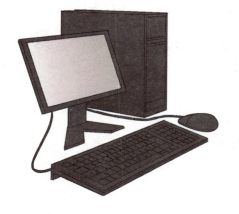

电脑病

电脑病作为一种新型现代疾病，在上班族中急剧增多，是使用电脑的工作者共同的烦恼，已成为一种社会问题

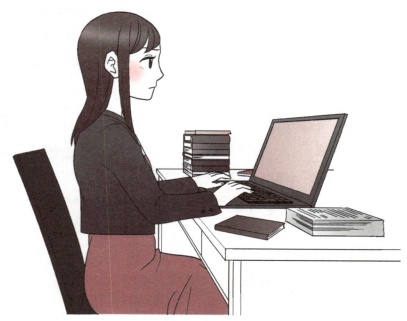

VDT 症候群的症状

除眼睛充血、模糊、视力下降等眼睛症状外，尚可出现肩紧等身体不适和精神症状

VDT 症候群的自觉症状有以下几方面：由眼睛疲劳导致的眼睛充血、视物模糊、视力下降为主要症状的眼睛不适，还有身体疼痛、胃痛、食欲下降、便秘等。总体可分为眼睛相关症状、骨骼肌肉系统症状和精神神经系统症状三个方面。

眼睛相关症状包括：眼睛干涩、眼球充血、疼痛、异物感、流泪、视力低下、视物模糊以及长时间工作导致的眼睛疲劳等。骨骼肌肉系统症状包括肩紧、头颈及腕部酸痛无力、后背疼痛、手指麻木等。精神神经系统症状有焦虑不安、抑郁、睡眠障碍等。

VDT 工作本身并不会伤害健康，但长时间连续工作和不良的工作环境（工作空间、机械设备）可损及健康，因此应该与工作管理人员协商，创建一个适宜的工作环境以预防上述病变的发生。

VDT 症候群的症状

神经精神症状

焦虑

不安

抑郁

睡眠障碍

骨骼肌肉系统症状

肩紧

头、颈、腕部酸痛无力

后背疼痛

手指麻木

眼睛相关症状

眼球干涩

充血

疼痛

异物感

流泪

眼睛疲劳

视力下降

视物模糊

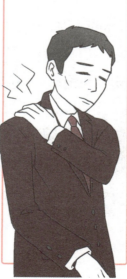

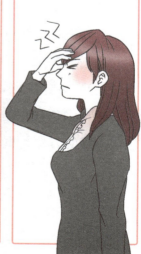

VDT 症候群的成因

长时间持续利用 VDT 工作，会增加身心负担。构建一个能够自主预防和缓解的环境非常重要

长时间坐姿不变、连续看显示器、操作键盘和鼠标的 VDT 工作，使得眼睛、肩部、腰部的负荷明显增大，最终导致眼睛和上半身的疲劳。

例如，长时间过度使用眼睛会导致眼睛疲劳和干眼症。此外，使用键盘会引起腕关节、指尖的疼痛和手指麻木；久坐成为腰痛的病因；与操作相关的信息处理和高速的判断，均可导致精神疲劳。

若要使上述疲劳和不快感不进一步加重，充分认识 VDT 操作并调整工作环境非常重要。

希望使用电脑工作的人们能够掌握自我预防和缓解症状的方法，更加快捷和高效率地工作。

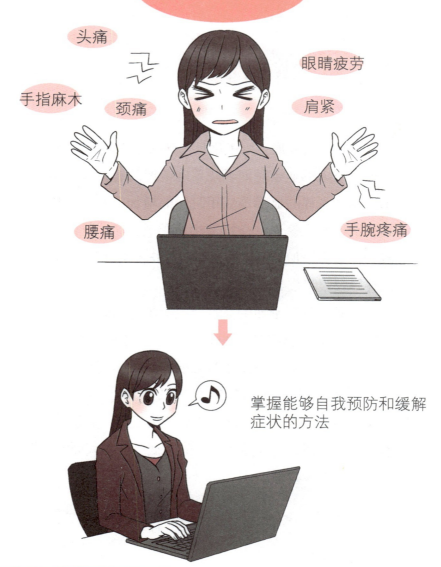

调整工作环境

头痛

眼睛疲劳

手指麻木　颈痛

肩紧

腰痛

手腕疼痛

掌握能够自我预防和缓解
症状的方法

VDT 症候群的成因 1　办公电子化的弊端

随着电子化时代的到来，看显示器的时间增加，长时间、同一姿势、持续地看画面是其主要原因

随着社会发展，电子化时代到来，不仅是在办公室，就连在个人的业余时间，使用电子产品的机会也明显增加。各种各样的显示器应用时间的增加，使得眼睛必须频繁调节焦点聚光，全神贯注地凝视画面，眨眼的次数减少，这将增加干眼症的几率，进一步增加眼睛的负荷，最终导致眼睛疲劳。

另外，屏幕画面的亮度改变会增加眼睛调节明暗度机能的负荷。忽亮忽灭的闪烁，也容易造成眼睛疲劳。但近来随着显示器应用了棕色管，这种闪烁现象极少发生了，对减轻眼睛疲劳起到了一定的作用。

不良姿势及长时间同一姿势持续工作可引起头、肩、腰部疼痛，所以需要注意座椅的高低、屏幕画面的位置，避免不良工作姿势。

注意预防干眼症

工作时注意间断休息，随时眨眨眼睛

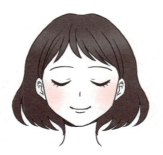 使劲闭眼

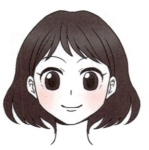 快速猛地
睁大眼睛

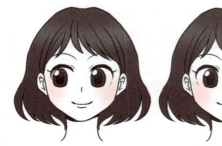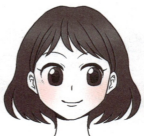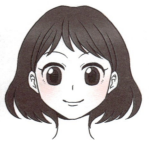

上下左右活动眼球

VDT 症候群的成因 2　办公室内的麻烦

办公室的工作环境导致眼睛不适多发，因此要尽自己最大的努力去防范

办公室内许多职员在同一个有空调的环境工作，每个人不可能都按自己的要求改变周围环境，最终结果可能是在不适的办公环境中工作。

与眼睛相关的办公室内的环境因素主要有空调、灯光和眼镜镜片。空调：从空调的送风口出来的风对面部直吹不好，当然要避开，另外，空调的温度和湿度也影响眼睛的健康。灯：灯光明亮度的设定、反光度、天井照明、桌灯、外界光线的刺激，这些都可能成为导致眼睛疲劳的因素。眼镜：顾名思义当然是指工作中使用的眼镜或隐形眼镜，作为办公用眼镜，一定要选择适合近距离工作类型的眼镜，最好放置在办公室专用。

改善办公室环境

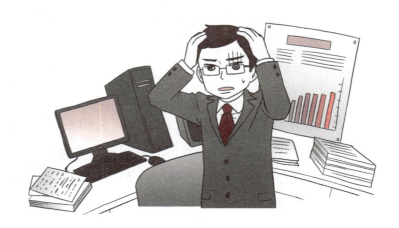

给眼睛带来麻烦的 3 大要素

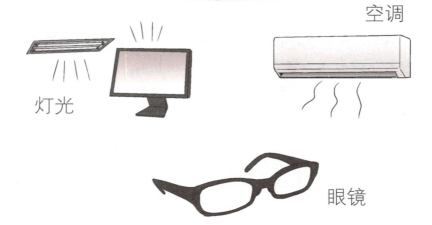

灯光

空调

眼镜

VDT 症候群的治疗

从点眼药、按摩等日常治疗开始，一旦出现 VDT 相关疾病，要尽早治疗

　　VDT 症候群的治疗首先是从治疗疲劳的眼睛开始。对于眼睛的治疗，点眼药是自然的。另外，还要进行眼部按摩，消除身体的疲劳，在日常生活中尽量逐渐地远离手机、电脑等现代化电器。当然，由于工作需要常常不可能不使用，但在休息时可以少用或不用。

　　眼睛疲劳、肩紧、腰痛、疲劳感等症状逐渐加重，若已经被诊断为必须治疗的疾病或损伤时，就已经不是 VDT 症候群了，则应称为"VDT 相关疾病"了。应遵从眼科医生的诊断和治疗，争取尽可能地早日恢复健康。企业或公司应该进行"VDT 健康检查"，掌握职员的 VDT 健康状态，做好相关设备的配置和管理。

消除眼睛疲劳

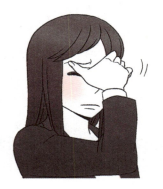

做眼部按摩

滴眼药

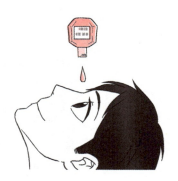

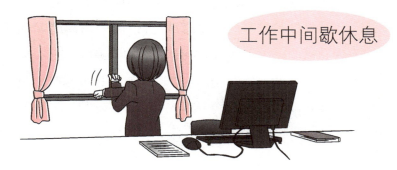

工作中间歇休息

干眼症

眨眼次数少、眼泪量减少、眼睛干涩，进一步发展可出现称为现代病的"干眼症"的症状

　　在我们日常生活中，使用以电脑为代表的日用电器的操作明显增多，在全神贯注地凝视操作过程中，眨眼的次数减少，眼泪不能在眼球表面起到充分的湿润作用。

　　眼泪对于眼睛非常重要，可去除附着在角膜表面的污渍，给角膜补偿营养。一旦眼泪减少，眼睛表面就会变得干燥，角膜容易受伤。另外，眼泪减少，泪液的成分比例也会失衡，不能够完成泪液应有的作用，致使眼睛出现干燥、沉重感、疼痛、充血、慢性疲劳感等不适，并导致情绪不佳。将这种重度的眼睛干涩称为"干眼症"。现代社会环境下，人们超负荷地使用眼睛。据统计，在一般的办公室中，约有 30% 的人有干眼症；佩戴隐形眼镜的人群中，干眼症的患病率上升至 40%，故而称为"现代病"。

确诊干眼症

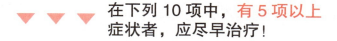

在下列 10 项中，**有 5 项以上**症状者，应尽早治疗！

1.　最近眼睛疲劳感增多

2.　感到眼睛干涩

3.　常有眼睛充血

4.　眼睛睁不开

5.　眼睛分泌物增多

6.　视物模糊

7.　感觉光线晃眼

8.　眼睛疼痛

9.　感到眼睑沉重

10.　不悲伤却流泪

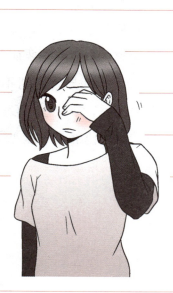

持续增加的干眼症

因受到环境和生活习惯改变的影响，干眼症患者持续增加

伴随着近年来急速的 OA 化，有严重症状的干眼症患者迅速增加，推测目前在日本约有 800 万名重症干眼症患者，这已成为一个深刻的社会问题。

在生活方式和生活环境迅猛变化的现代社会中，由于从事 VDT 的工作者增加，佩戴隐形眼镜的人群增加，接受屈光矫正手术者增加，干眼症患者不断增多。大家可能都有体会，长时间 VDT 工作之后感到眼睛疲劳。上述眼睛疲劳不断蓄积，即使休息，症状也不容易消减，这就是导致干眼症的主要病因。

干眼症导致眼睛不适，逐渐可引发视觉功能异常和身心不悦，故决不可轻视。我们认为干眼症发病率迅速增加的原因仍然是环境变化。

激增的干眼症

在日本存在干眼症患病危险的人群约 2000 万（干眼症研究会统计）

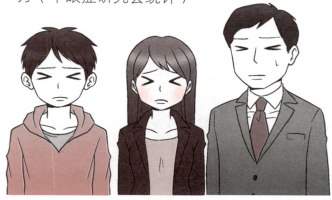

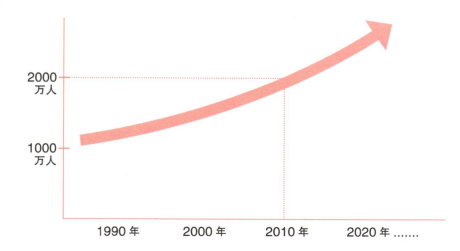

干眼症的原因 1　生活习惯性疾病
现代社会生活习惯成为诱发因素

干眼症是因眼睛干涩所导致的一种疾病。通常眼睛的表面有泪液，泪液保护着眼睛，泪液的减少导致眼睛表面干涩，引起种种不舒服的症状。

泪液减少的原因有多种。有报道称现代人有泪液减少的倾向。此外，现代社会中，引起泪液减少的原因举不胜举。例如，持续长时间地看电脑、电视、手机等电子产品，导致眨眼次数减少，泪液分泌减少；再如，安置在办公室和居室内的冷暖空调，虽然温度上使人感到舒适，但湿度不足，室内空气干燥，这也是导致泪液减少的因素之一。

精神压力极大的社会环境，以及在泪液分泌量减少的晚间，人们看电视、玩电子游戏等超负荷地使用眼睛进行夜间活动，这些生活方式的改变与眼睛干涩密切相关，因此又被称之为生活习惯性疾病。

生活习惯的改变

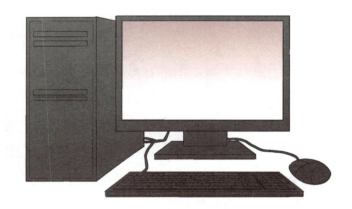

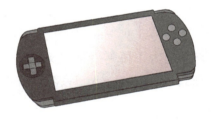

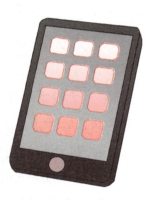

持续长时间地看电脑、电视、手机等电子产品，这种 VDT 的生活方式，使得眨眼次数减少，泪液分泌减少，导致眼睛干涩

干眼症的原因2　空气干燥

季节变化和使用空调导致空气干燥，引起眼睛干涩

由于空气干燥，泪液容易从眼睛表面蒸发，导致眼睛干燥。所以多数的干眼症患者，在秋冬季节交替、空气干燥时，眼睛干涩的症状最为明显。另外，即使在空气湿度相对较高的夏季，长时间地待在有空调的室内，也可致使眼睛干涩。其结果是一年四季，无论是在工作场所还是在家中，使用空调虽然营造出温度适宜的环境，但空气始终是干燥的。

在这样的环境下，若对眼睛干涩置之不理，可损伤眼睛表面，导致细菌感染、视力下降等。若出现"眼睛模糊"、"眼睛沉重"、"眼睛分泌物多"、"眼睛充血"等症状，要考虑是否患上了干眼症。

在24小时使用空调的房间里，可以用加湿器或放置湿毛巾等方法湿润空气，保持室内湿度适宜，也要注意改变空调的风向，不要让出风口直接对着人体。

空气干燥是最大的危害

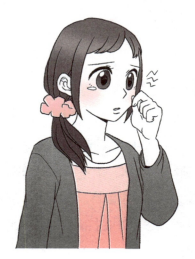

眼睛发干

注意保持适当的湿度

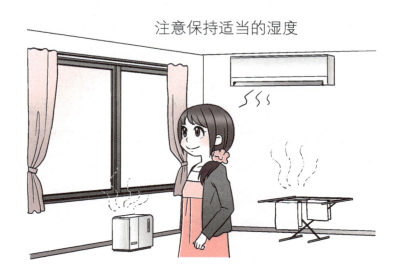

干眼症的原因 3　眨眼次数减少

专注地凝视电脑，导致眨眼次数减少，泪液蒸发增多，最终致干眼症

通常人们在无意识时每分钟眨眼约 20 次，但在集中精力做某件事情时，不自觉地眨眼次数就会减少。例如，在阅读时每分钟眨眼 10 次，开车时每分钟眨眼 12 次（高速行驶时仅 6 次），凝视电脑、手机时，眨眼次数减少至 6 ～ 7 次。其结果是泪液持续蒸发、泪腺分泌减少，从而诱发干眼症。

若不去干预治疗这种因眨眼减少所致的干眼症，将会导致眼睛充血、视力下降、肩紧、偏头痛等症状。主要应加强在工作间隙时休息眼睛，以预防干眼症的发生。

在高速行驶时，要注意主动多眨眼，增加每分钟眨眼次数，使眼球表面湿润，缓解眼干，预防发生干眼症。若在眨眼时出现眼睛疼痛的症状，有可能是眼睛已经受伤，要尽早到眼科就诊。

眨眼以湿润眼睛

健康的眼睛

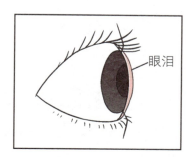

眼泪

干眼症的眼睛

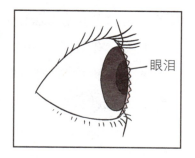

眼泪

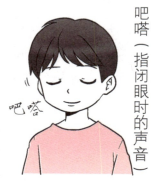

吧嗒

吧嗒（指闭眼时的声音）

在高速行驶时，要注意主动多眨眼，增加每分钟眨眼次数，使眼球表面湿润，对缓解眼干、预防干眼症的发生有益

干眼症的原因 4　眨眼不完全

虽然眨眼，但上下眼睑不能完全闭合，即不完全眨眼，这也容易导致干眼症

　　导致干眼症的原因之一是，即使眨眼，有时上下眼睑也不能完全闭合。在这种情况时，眼泪不能够广泛分布于眼睛表面，致使眼睛干燥。眨眼不完全多见于睡眠时半睁着眼睛和佩戴隐形眼镜的人。

　　防范措施：有意识地用力眨眼，增加眨眼次数，锻炼眼睑肌肉，努力做到使眼睛充分闭合。每日坚持眨眼锻炼，眨眼次数就会增加，泪液的分泌量也会增多，可以改善和消解干眼症症状。

　　不上提前额的肌肉，眼睑是不能够充分闭合的，故仅单纯做眨眼动作，效果不会很好。自白天一开始就要把自己的感情充分表现出来，张口大笑，将丰富的感情充分表露出来，活动僵硬的面部肌肉，方可起到良好的效果。

不完全眨眼

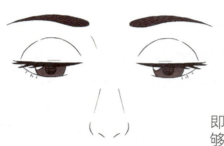

即使眨眼，上下眼睑也不能够充分闭合

从白天开始，做张口大笑等的动作，将丰富的感情充分表露出来，活动僵硬的面部肌肉，效果甚好

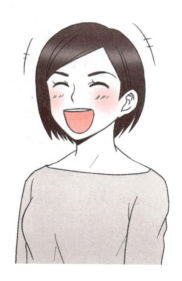

干眼症的原因 5　隐形眼镜的佩戴

因佩戴隐形眼镜，而感到眼睛干涩，这也是干眼症的原因

近年来，佩戴隐形眼镜的人不断增多，这也是干眼症发病率增多的原因之一，二者之间有显著相关性。

隐形眼镜有不沾水的特性，故而有导致眼干的可能。另外，隐形眼镜覆盖于角膜表面，使得角膜的感知变钝，眨眼也变得不完全，导致泪液分泌量减少。镜片上的污渍和损伤也会致泪腺分泌不稳定、分泌减少，故须严加注意镜片表面的清洁。

特别是长时间佩戴隐形眼镜（尤其是柔软的隐形眼镜），眼睛已经习惯了这种感觉，泪液和眨眼减少，这也容易导致干眼症。另外，隐形眼镜的材质中，含有吸收和蒸发泪液的成分。

对于因佩戴隐形眼镜导致的干眼症，要注意佩戴合适的镜片，点眼药以保持适度的泪液量。

隐形眼镜是导致干眼症的元凶

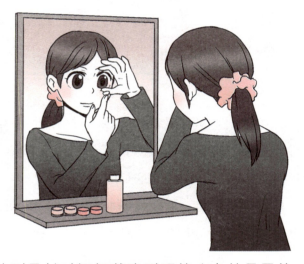

特别是长时间佩戴隐形眼镜（尤其是柔软的隐形眼镜），眼睛已经习惯了这种感觉，泪液和眨眼减少，这也容易导致干眼症

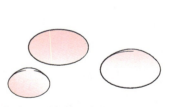

佩戴适合自己的隐形眼镜镜片

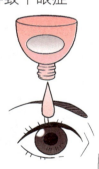

点眼药以保证适度的泪液量

干眼症的治疗 1　眼药

在干眼症的治疗方面，最简便的方法是点眼药，各种人工泪液可有效缓解眼睛疲劳

　　在干眼症的治疗方面，最为简便的方法是点眼药。基础药物是接近眼泪成分的人工泪液，即给干眼症的患者补充其不足的泪液，这是治疗的基础。作为人工泪液，应具有以下特性：可以缓解眼睛疲劳，长期使用无毒副作用，并可以大量放心地使用；另外，还可以在佩戴软／硬塑型隐形眼镜的同时使用，这是较高的标准。

　　最近，一种聚丙戊酸的眼药被大量使用。聚丙戊酸保湿效果好，对于干眼症患者有保护泪液的作用；因其有轻微的黏附性，故容易留滞在眼睛的表面。但是，加入聚丙戊酸的眼药不能够随意在药店购买，必须由眼科医生开具处方才可以使用。

　　在感到眼睛疲劳和眼睛干涩时点眼药，可体会到其效果；晨起点眼药，对缓解眼睛干涩非常有效。

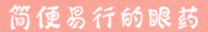

简便易行的眼药

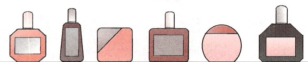

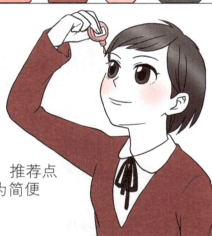

在干眼症治疗上，推荐点
眼药的方法，最为简便

有效地点眼药

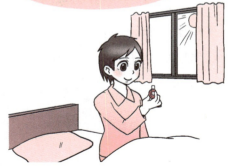

在晨起时

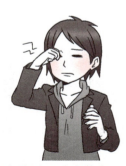

在感到眼睛疲劳和
干涩时

干眼症的治疗 2　复查视力

配制眼镜和隐形眼镜，不应在眼镜店检查视力，而应去眼科就诊

　　若全神贯注地凝视物体，眨眼动作便会减少；若因视力下降或眼镜、隐形眼镜的度数不合适损害眼睛，眨眼动作会进一步减少。在干眼症的治疗时，再次确认视力是不可缺少的。

　　在什么地方接受视力检查呢？多数人都会轻易地选择在要新配制眼镜或隐形眼镜的眼镜店进行。但是，眼镜店的视力检查方法非常简单，并且大多都仅检查一次，同时也不能帮助寻找导致视力低下的原因。另外，眼镜店也不会考虑不同人的健康状态来选择眼镜，从而错过进行眼睛疾病的早期诊断、早期治疗的最佳时期。

　　因此，在新配制眼镜或隐形眼镜时，请务必到眼科接受检查。接受检查的最佳时间是上午，这时尚未发生眼睛疲劳的蓄积。

在眼科检查

前眼部的检查	角膜、结膜是否有炎症 有无倒睫 眼睑有无异常
泪腺检查	有无适量的眼泪 适量
眼底检查	视网膜 视网膜有无异常
屈光检查 **（角膜大小、** **形态）**	适当进行视力矫正 测量与镜片尺寸相关的角膜直径 测量镜片的弧度 （角膜膜曲率半径）

干眼症的治疗 3 电脑的位置

生活中离不开电脑，应充分关注工作环境中电脑的位置和距离

现代社会中，无论是在工作场所或是家里有电脑是非常普遍和情理之中的事情。使用电脑的人数迅猛增多，但目前对这些人的健康管理是非常不够的。

长时间地注视着电脑屏幕，会出现眼睛疲劳、视物模糊、疼痛等症状。在这种状态下，要尽可能地减轻眼睛的负担，为此，改善工作环境非常重要。避免使用过小的文字标识，在文字的颜色和背景的对照上不要过于刺眼。而且，要将电脑放置在周围的风景和照明不能映入显示器的位置。另外，调整好窗户的百叶窗和窗帘也是有效的方法。

工作时的姿势和使用眼睛的方法也是非常重要的。多数的眼睛疲劳还会伴有颈肩部的僵硬疼痛。眼睛与视屏之间的距离至少要在 50 厘米。同时看书又看视频的时候，眼睛到视屏的距离和眼睛到书本的距离应该是一样的。

与电脑之间的距离

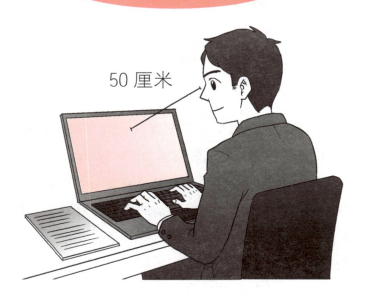

50 厘米

不要使用过小的文字

将电脑放置在周围风景和照明不会映入显示器的位置

文字颜色和背景色调的对比尽可能不要过于强烈

干眼症的治疗 4　空调和湿度

干眼症患者要注意空调的使用，调节好风向和室内湿度，营造对眼睛良好的环境

希望大家能够把眼睛干燥引发的干眼症当成大敌，在工作环境中必须调整好空调和室内湿度，这非常重要。

如果空调出风口吹出来的风直接对着眼睛，眼睛会立即变得干燥，进而造成眼睛的血液循环变差，同时还容易引起头颈部、肩部、腰部的疼痛、僵硬，所以一定要注意调节室内空调的风向。

另外，工作环境的湿度也是必须注意的。当我们感到较为舒适时的湿度是偏低的，这对于干眼症不利。适宜的湿度应该是 40%～70%，干燥的时候要使用加湿器，保护好眼睛。污浊的空气也不利于眼睛，因此不要忘记经常通风换气。

空调直吹眼睛不好

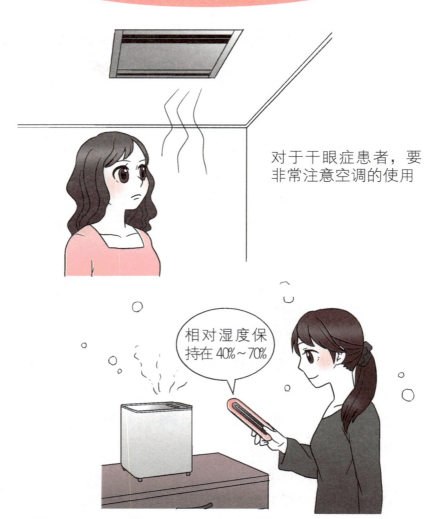

对于干眼症患者，要非常注意空调的使用

相对湿度保持在 40%～70%

干燥时使用加湿器，避免使眼睛干燥

干眼症的治疗 5　有意识地眨眼

使用电脑工作时，会不自觉地减少眨眼的次数。有意识地增加眨眼频率，可以防止眼睛干燥

在使用电脑等显示器操作时，会无意识地减少眨眼次数，导致眼睛干燥，容易诱发干眼症。为此，干眼症的预防和治疗就是要有意识地增加眨眼次数。

介绍一种无论何时、何地、任何人都能够简单完成的眨眼体操。

首先，放松，面朝前方，放松面部和眼部周围的肌肉，然后做下列眨眼动作。

（1）做眨眼动作，每秒 1 次，共 20 次（20 秒钟）。

（2）然后，做每秒 2 次的眨眼动作，持续 20 秒，共计 40 次。

（3）最后，每秒眨眼 3 次，持续 20 秒钟，共计眨眼 60 次。

另外，长期使用电脑设备的人，工作 1 个小时后，可抽出 15 分钟做其他工作，以变换体位活动身体，从而获得休息。

眨眼操

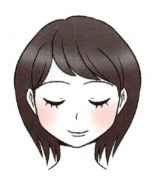

① 做眨眼动作，每秒 1 次，持续 20 秒，共计眨眼 20 次

② 每秒眨眼 2 次，持续 20 秒，共计眨眼 40 次

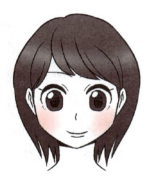

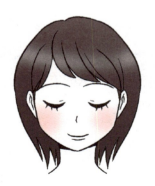

③ 每秒眨眼 3 次，持续 20 秒，共计眨眼 60 次

干眼症的治疗 6　休息眼睛

让眼睛休息，放松眼肌，进而使眼睛内部的肌肉也得以放松，效果最佳

作为干眼症的治疗方法，休息眼睛非常重要。使疲劳的眼睛肌肉恢复至正常状态需要 15～20 分钟，若用眼工作 40 分钟，让眼睛休息 20 分钟，可以使紧张的眼肌完全放松。在休息眼睛时，用手或手指按摩眼球及眼周的肌肉，使其松弛，效果会更好。

另外，尽量让眼睛内部的肌肉也得以放松，方法是眺望远方。看远处的物体时，负责聚焦运动的晶状体就会变薄，调节晶状体的肌肉就可以得到休息了。

还有一种方法就是，视近物和眺望远方交替进行。例如，伸手竖起拇指直视，每间隔 1 分钟交替注视距离 5～10 米的某种物体，这是让眼睛得到休息的有效方法。请尝试着努力地去看，但眼睛不要用力。

使眼睛得到休息

休息 20 分钟　　　　用眼 40 分钟

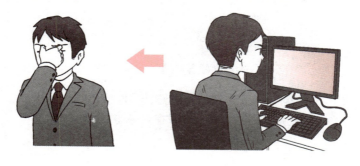

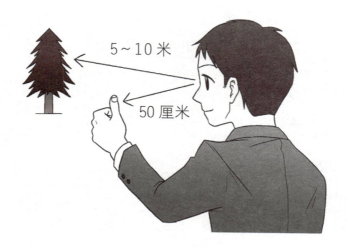

5~10 米

50 厘米

反复交替进行视近物和望远物的动作，
使眼睛内部的肌肉得以放松

如果有砂粒样异物感的话，考虑病毒性急性结膜炎

※ 该病传染性强，需要注意，严格洗手，不触摸眼睛

●红眼病（流行性结膜炎）

在眼睑内侧有砂粒样异物感，临床表现有充血、水肿、伴大量分泌物等症状。潜伏期 7～10 天。主要由感染 4 型、8 型、37 型和 19 型腺病毒所致；重症者炎症可波及角膜，引起角膜炎症，导致视物模糊或视力障碍。

●游泳池热（咽结膜热）

因患者多在游泳池感染，故称为游泳池热。在结膜上出现许多小疙瘩（颗粒状物），并由咽喉炎引起发热。感染后 5～7 天发病。这是由于感染 3 型、4 型腺病毒所致，若不尽早进行抗感染治疗，可导致角膜混浊，视力低下。

●急性出血性结膜炎

感染后 1～2 天突然出现球结膜出血，有小砂粒样的异物感，充血，在结膜上可见许多小颗粒状凸起。这是感染 70 型肠道病毒所致。

第 **3** 章

由生活习惯病导致的眼疾

——放置不管，将酿成大患

糖尿病视网膜病变

糖尿病所引起的眼睛疾病——糖尿病视网膜病变，致失明的发病率高

　　糖尿病是生活习惯病之一，可以引起各种各样的并发症，非常麻烦。糖尿病可以引起严重的眼睛症状。大家可能都听说过"糖尿病引起的失明"吧。实际上，1/5糖尿病患者因血糖控制不佳，病情恶化导致失明或接近失明。

　　糖尿病视网膜病变是由于血中葡萄糖增多，在血管壁形成斑块、堵塞血管、造成血液循环障碍的一种疾病。由于通过血液运送的氧不足，使得血管变脆，尤其是毛细血管脆性增加，导致出血。在视物时不可缺少的视网膜上，穿行着大量的毛细血管，这里的（眼底）毛细血管出血，最终可导致视力下降。

　　之所以说这种病麻烦，是因为在发病初期患者没有自觉症状，在10年内多数人都不会出现症状，而一旦被察觉时，疾病已经发展至相当严重的程度了。

检查眼底

应用专用检查眼镜，有两种验光方法：直像法，即从瞳孔射入光线直接检查；倒像法，即是将射入眼底反射出来的光线导入到眼外，观察图像。不论哪一种检查，都要使用散瞳药，故检查后数小时都会有视物模糊的现象，可不必担心

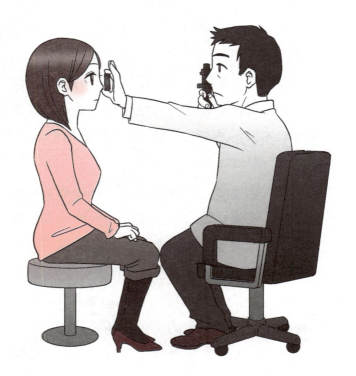

因为能够看到视网膜的状态，故可以清楚地知道有无青光眼、白内障、视网膜脱落、眼底出血等病症

单纯视网膜病变

视网膜病变的初期阶段为"单纯性视网膜病变",以见到白色斑点和小出血点为特征

　　糖尿病视网膜病变只要开始发病,就会缓慢不断地进展。

　　在称为"单纯性视网膜病变"的初期阶段,患者几乎没有任何自觉症状,也没有视力减退及日常生活中任何眼睛不适的感觉。但是在眼球内,眼底的视网膜上,糖尿病的影响确实已开始显现了。

　　糖尿病患者,全身的血管、神经都会出现异常。在眼睛内,毛细血管非常丰富的视网膜率先受到高血糖的影响。高血糖导致血液黏稠,血液流动性变差,进而使得毛细血管壁的脆性增加,血管变细。

　　从变脆的毛细血管中渗出的血液附着在视网膜上,可形成称为"白斑"的斑点,并处处都可见点状小出血点,进而在毛细血管壁形成斑块,并造成堵塞。若在黄斑部不出现问题,就不会出现视力和视野的异常,不检查眼底,几乎完全不能察觉上述问题。

单纯性视网膜病变

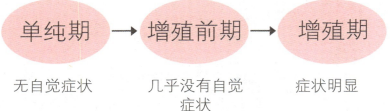

单纯期 →	增殖前期 →	增殖期
无自觉症状	几乎没有自觉症状	症状明显

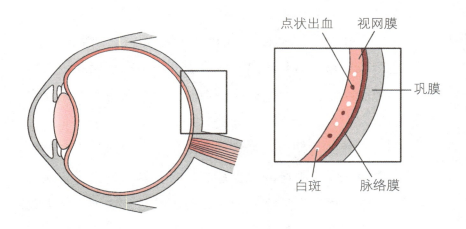

从变脆的毛细血管中渗出的血液附着在视网膜上，形成被称为白斑的斑点，并在各处都可出现点状小出血点

增殖前期视网膜病变

第二阶段为"增殖前期视网膜病变",病情进一步进展,患者仍没有自觉症状

单纯视网膜病变的第二阶段被称为"增殖前期视网膜病变"。这一阶段主要表现为视网膜的血液循环变得更差,导致运送至视网膜的氧和营养物质更加不足,视网膜上的血管更脆弱,点状出血和白斑进一步增加。如果出现静脉异常肿胀、毛细血管形态异常(异常血管),还可能导致从血管渗出的血液成分堆积在视网膜内,引起视网膜水肿。即便如此,临床上大多数患者仍无自觉症状。

在增殖前期视网膜病变阶段,不仅内科治疗要控制好血糖,而且眼科治疗也是非常必要的。其治疗方法之一,可使用激光治疗的激光光凝固疗法。这种治疗主要是阻止脆弱、容易出血的新生血管的产生,防止发展至下一阶段的视网膜增殖期病变。

增殖前期视网膜病变

视网膜血管变得脆弱，点状出血和白斑增加，部分毛细血管出血阻塞。在此阶段，多数患者仍没有明显的临床症状

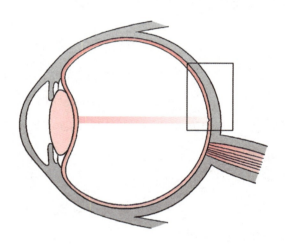

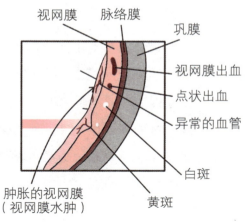

视网膜　脉络膜

巩膜

视网膜出血

点状出血

异常的血管

白斑

黄斑

肿胀的视网膜
（视网膜水肿）

增殖期视网膜病变

视网膜病变的第三阶段是"增殖期视网膜病变"，发生失明这一严重临床症状的可能性升高

　　病情进一步进展，出现失明这一危险症状的可能性将升高。在这一阶段中，为了改善由于毛细血管堵塞导致的氧缺乏的状态，视网膜自身想方设法地向缺血部位运送氧和营养物质，从而产生出大量的新生血管，从视网膜伸展至玻璃体。这些血管非常脆弱，很快又出现出血。新生血管一旦破裂，在视网膜表面和玻璃体扩展，形成玻璃体出血，此时出现飞蚊症等症状，明显影响到视力。

　　另外，在新生血管的周围形成膜状组织，即增殖膜。增殖膜从视网膜表面向玻璃体不断增长。增殖膜在增长的过程中，具有收缩的性质。这是因为它以新生血管为轴，附着在视网膜上，而使增殖膜收缩牵拉，其结果是导致视网膜剥离。引起这种视网膜脱落的范围逐渐扩大，最终导致视网膜全部脱落，从而出现失明。

增殖期视网膜病变

阻塞范围扩大，产生新生血管
新生血管延伸至玻璃体中
出血、视网膜脱落
导致视野障碍、视力低下

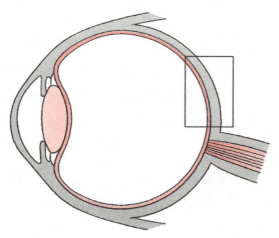

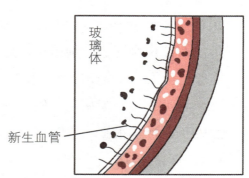

玻璃体

新生血管

增殖停止期视网膜病变

将视网膜病变治疗后出现的稳定状态，称为"增殖停止期视网膜病变"，但潜在着复发的可能性

　　增殖期视网膜病变所出现的症状，经过眼科治疗大约半年后，视网膜病变相对稳定，临床上将这种稳定的状态，称为"增殖停止期视网膜病变"。但是，如果血糖控制不好，症状还有复发的可能，所以有必要3~6个月进行一次眼科精密的检查。

　　在检查方面，一般性检查包含视力、眼压，还有裂隙灯显微镜检查，即使用裂隙灯（将光柱射入眼睛）窥视眼内情况；在此基础上，更为重要的是眼底检查，使用镜片和眼镜进行照相摄影，以检查眼睛内部情况。另外还有使用血管造影剂照相，更为详细地观察眼睛内的血管，称为"荧光眼底造影检查"。

　　糖尿病视网膜病变即使在一段时间内病情稳定，复发的可能性也很高。所以，一定要定期接受检查，按时进行适当的治疗。

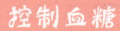

控制血糖

消除肥胖
通过饮食控制血糖

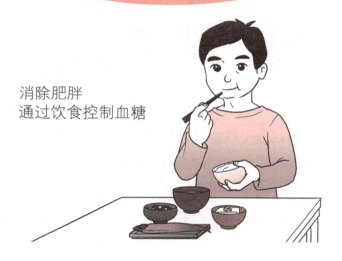

3～6个月进行一次精密的眼科检查

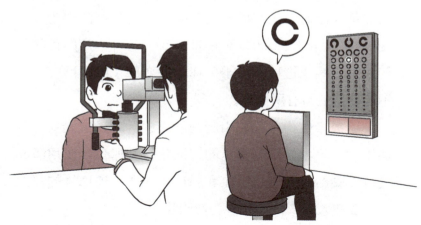

糖尿病视网膜病变的治疗

在糖尿病治疗方面，首先要控制好血糖，并根据病情进展采取从点眼药到激光治疗的措施

　　糖尿病视网膜病变的治疗，无论出现什么样的症状，首先都要严格控制好血糖。单纯糖尿病视网膜病变导致的出血、瘤样增生、白斑，一旦血糖得到很好的控制就会自然消失，不需要眼科治疗，所以管理好血糖非常重要。另外，使用控制眼底出血的口服药物，有时也可以改善眼睛的症状。

　　对于增殖前期视网膜病变，针对视网膜上血管聚集的部位和浮肿，使用激光使其凝固，这种疗法称为"冷凝治疗"。治疗时间为 20~30 分钟。这种治疗的目的是彻底阻止病变进展。由于破坏了病变部位的视网膜，故不能期待视力有所提高。

　　已经产生增殖膜并引起视网膜脱落时，需要实施玻璃体切割手术，使剥离了的视网膜恢复原位，使用激光进行冷凝治疗，防止出血和脱落。在取出玻璃体的情况下，要注入人工液体代替，使眼睛内部透明。

激光冷凝治疗和手术

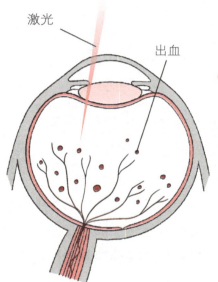

激光

出血

激光照射

用激光冷凝视网膜血管堵塞的部位和浮肿，能够消除出血、白斑，防止新生血管的产生

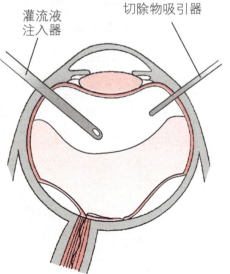

灌流液注入器

切除物吸引器

玻璃体切割术

为了保持一定的眼内压，一边将灌流液（近似于眼内液的一种液体）注入眼内，一边吸出出血，使剥离的视网膜回归原位

糖尿病黄斑变性

较早出现的自觉症状是糖尿病黄斑变性，在视网膜重要的黄斑上出现异常状态

　　糖尿病影响到眼睛的并发症之一为"糖尿病黄斑变性"，其发病率与糖尿病视网膜病变一样。在介绍症状之前，先对黄斑部做一说明。

　　视网膜如同照相机的胶片一样投影物体，在其中起到中心作用的是黄斑部，为黄褐色，几乎位于眼底的中央。在看物体的时候，黄斑部有序地排列视细胞，通常起到感受光和色的功能。

　　黄斑部的机能遭到破坏，称为"黄斑变性"。黄斑变性常常是由于供给黄斑部视细胞营养的视网膜色素上皮组织遭到破坏或在视网膜外侧的脉络膜上产生的新生血管侵入视网膜等的变化，阻碍了视细胞的视物机能。

　　下面，介绍一下这些症状的具体原因。

糖尿病黄斑变性的特征

主要症状有 3 个

视力低下

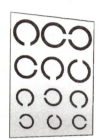
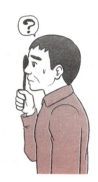

中心部扭曲

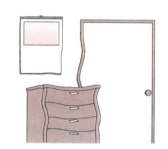
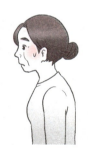

视物时中心部
模糊、发黑

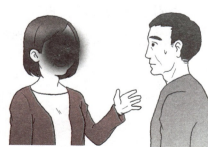

黄斑部视网膜
黄斑部浮肿，导致视力障碍

　　黄斑是视网膜中央最为重要的部分。所谓黄斑变性是指在看物体的视细胞聚集的黄斑部出现水肿、血流不畅，在视网膜上出现水泡，导致视力特别是辨别物体的机能出现了问题。黄斑变性多由糖尿病所致。据报道，9%的糖尿病患者会出现此种病变。因为黄斑是视网膜的一部分，几乎所有存在视网膜病变的人黄斑变性的发病率增高，实际上，在增殖性视网膜病变的患者中，黄斑变性的发病率高达71%。

　　出现症状的原因是玻璃体异常。玻璃体位于视网膜内侧，是占据眼球大部分的胶状样组织。玻璃体表面叫玻璃体膜，通常连接着视网膜，它随着老龄化和高血糖导致的蛋白质糖化，渐渐地发生收缩。玻璃体收缩，黄斑附近的视网膜借助于玻璃体膜受到牵引，于是出现黄斑部水肿，最终导致视觉障碍。

黄斑部的异常

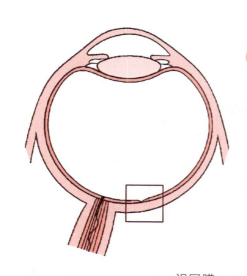

黄斑部

位于视网膜的中央，是收集光等情报的视细胞最多的部位

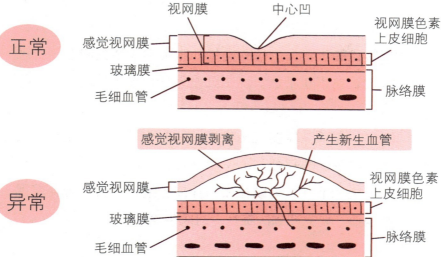

老年性黄斑变性

60～70 岁的男性多见，在欧美是成年人失明的首位原因

　　老年性黄斑变性是指随着年龄增加，视网膜中心的黄斑就会出现障碍，视野的中心变得模糊、发黑、扭曲，努力地去看东西，但仍看不清楚的病变。近年来，该病发病率急剧上升，成为重大眼部疾病之一。

　　从 50 多岁开始发病，在日本 60～70 岁左右的男性最为多见。

　　在欧美，其患病人数之多，被认为是导致成年人失明的第一位病因，而在日本是较少见疾病。但随着社会老龄化的出现、生活欧美化和眼睛健康环境的恶化，患者数量在不断增加，现在已成为日本导致失明的第 4 位病因。

　　老年性黄斑变性是导致失明的一种可怕的疾病。但随着多种新医疗技术的不断开发，目前已可对其进行早期发现和治疗，可以在相当程度上维持视力。若发现视物扭曲，要立即到医院找专科医生诊治。

预防老年性黄斑变性的要点

尽量避免日光直射

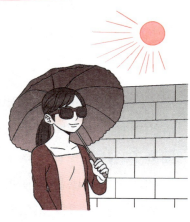

戒烟

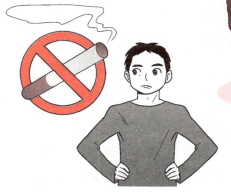

改善生活习惯

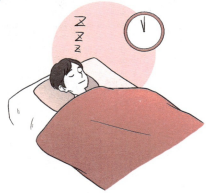

老年性黄斑变性引起的结构改变

被破坏的血管和渗出来的血液沉积在视网膜上，出现视物扭曲等症状

视网膜由神经上皮和视网膜色素上皮组成。随着年龄的增加，视网膜色素上皮逐渐老化，退化了的细胞如同渣子一样沉积在色素上皮细胞内。在视网膜下面，有毛细血管密布的脉络膜组织，脉络膜担当着供给视网膜氧分和营养物质以及清除代谢废物的功能。

为了清除废旧细胞的渣子，在脉络膜上除原有的毛细血管以外，又产出了新生血管。这些新生血管非常脆弱，很容易破裂和出血。

于是，渗出的血液和自新生血管流出的血液滞留在视网膜内，推挤视网膜。上述改变使得眼睛的视物功能发生障碍，视野中心模糊、发黑、视物扭曲等，各种各样的症状表现出来。新生血管反复不断出血，可导致视力显著下降，若不加以治疗，有可能导致失明。

老年性黄斑变性

有渗出型和萎缩型两种，日本人以渗出型多见

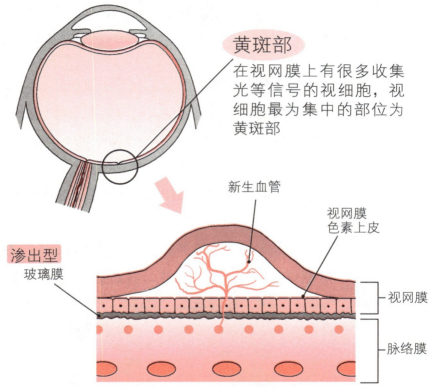

黄斑部

在视网膜上有很多收集光等信号的视细胞，视细胞最为集中的部位为黄斑部

新生血管

视网膜色素上皮

渗出型
玻璃膜

视网膜

脉络膜

※ 萎缩型视网膜色素上皮细胞和脉络膜中的毛细管层发生萎缩，在黄斑部引起障碍

黄斑部发生异常

新生血管自脉络膜延伸至视网膜，从新生血管中渗出的血液和被破坏了的新生血管挤压视网膜，将导致显著视力障碍

老年性黄斑变性的治疗

作为一种去除新生血管的方法——激光治疗是有效的，但也有效果不佳的情况

治疗黄斑变性的目的是堵塞反复发生出血的新生血管。若不能够完全阻塞新生血管，将导致血管增生更加明显，视野缺损可能更加扩大，这种风险也是存在的。所以，在治疗前，必须接受精密的检查，有必要准确把握新生血管延伸的范围，并在此基础上选择适宜的治疗方法。

在各种治疗方法中，效果最好的仍属激光治疗，也称为"冷凝疗法"，即将激光打入视网膜，凝固患部。这种治疗非常简单，在门诊就可以进行，但不是所有患者都适合。由于症状程度的不同，也存在因激光治疗损伤视网膜的危险性。

最近盛行一种新型疗法，即将抑制血管增殖的药物注射入玻璃体中，但无论如何，在病灶小的时候及早发现是非常重要的。

激光治疗

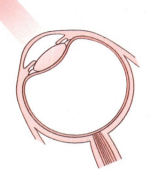

将激光对准新生血管进行烧堵。因为也会烧灼到正常的视细胞和视网膜色素上皮细胞，所以，仅在从中心凹离开的地方进行。治疗后，在离开视野中心以外的地方会出现暗点

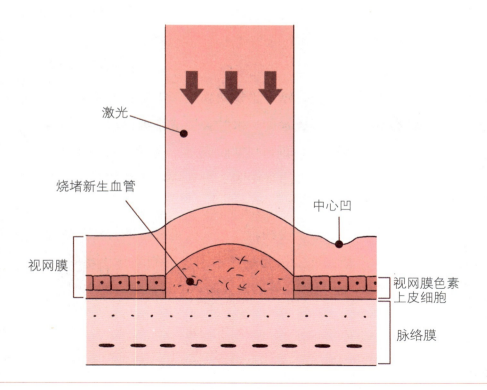

激光

烧堵新生血管

中心凹

视网膜

视网膜色素上皮细胞

脉络膜

视网膜色素上皮细胞机能障碍

视网膜色素上皮的清道夫机能低下，给视力造成不良影响

视网膜由数层薄膜构成，将在最外侧的细胞层称为"视网膜色素上皮细胞"，它最靠近脉络膜，作为视网膜和脉络膜之间的管道，防止氧分和营养成分以外的物质进入视网膜，并将代谢废物排出脉络膜。将视网膜色素上皮细胞的这种功能称为"清道夫机能"。

一旦这种清道夫机能减低，无用的代谢废物（浆液）就会流至视网膜，停留于视网膜色素上皮层与感光的视细胞层之间，形成水肿。水肿会造成视细胞层与视网膜色素上皮层剥离，即为视网膜脱落。这样一来，从脉络膜给视网膜的营养出现中断，导致视细胞机能低下，其结果是出现视力低下的症状。

视网膜色素上皮细胞清道夫机能降低的详细病因还不十分清楚，过去认为是色素上皮细胞本身出现问题，现在则认为脉络膜血管的血液循环障碍是疾病的主因。

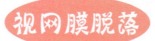

正常状态

视网膜色素上皮细胞的
清道夫机能减低，对视
力产生不良影响

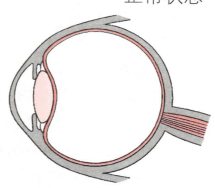

玻璃体

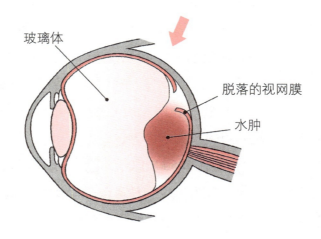

脱落的视网膜

水肿

视网膜脱落

20 多岁的年轻人和 50 岁以上的人群多见，视网膜脱落可导致视野缺损、视力低下

视网膜是眼睛深部的组织，承担着如同照相机胶片样的作用。视网膜将映入眼睛的图像通过视神经传送至大脑，在大脑里产生认识；一旦在视网膜上出现小孔或剥离，就会导致视野缺损和视力下降。

眼睛总似看见线头、蚊子等的物体，叫作"飞蚊症"。大部分的飞蚊症是由于年龄增加或高度近视引起的玻璃体变性所致，因此不用担心。但是下列情况，即便是闭上眼睛，也能看到光的光视症和突然在视野中出现飞蚊症情况，称为"视网膜裂孔"，是在视网膜上出现小孔时产生的症状。视网膜裂孔也是导致视野缺损和视力低下的视网膜脱落的病因。

一般 20 岁年龄段和 50 岁以上年龄段的人群多发，年轻人发病是在视网膜较薄的地方发病，而中老年人则多是由于玻璃体老化、萎缩、牵拉视网膜所致。视网膜裂孔和视网膜脱落均可通过眼底检查做出诊断；视网膜裂孔可使用激光治疗，而视网膜脱落则需要手术治疗。

视网膜脱落

视网膜和玻璃体膜黏附在一起，当玻璃体向前方皱缩时，牵拉视网膜，致使在视网膜上发生裂孔（视网膜裂孔），此时，晶状体的组织渗入，使视网膜撕裂

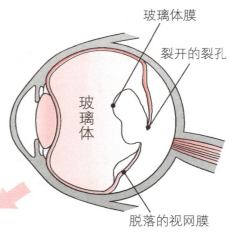

玻璃体膜

裂开的裂孔

玻璃体

脱落的视网膜

正常状态时

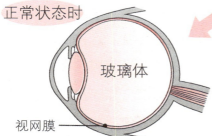

玻璃体

视网膜

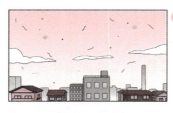

飞蚊症

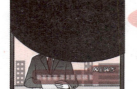

视野缺损

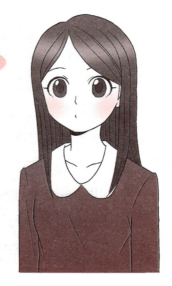

视网膜静脉阻塞症

高血压、动脉硬化是病因之一，若不治疗，将导致并发症

由于行走于视网膜的静脉发生阻塞突然出现的视物困难，根据静脉阻塞的部位不同，分为"视网膜中心静脉阻塞症"和"视网膜静脉分支阻塞症"。视网膜上的动、静脉交叉重叠，广泛分布于整个视网膜。在视神经乳头上，动脉和静脉被包膜包裹形成一体，由于动脉硬化，动脉管壁增厚，压迫静脉，使静脉血流发生障碍。与"视网膜中心静脉阻塞症"相同，在动、静脉交叉部位，动脉压迫静脉，导致静脉血流障碍，称为"视网膜静脉分支阻塞症"。一旦中心静脉阻塞，表现为整个视野突然模糊，症状逐渐加重，最终导致视力低下。分支静脉阻塞，出现视野的一部分模糊，当出现黄斑水肿时，可导致视力下降。若对阻塞的部位不加以治疗，脆弱、容易出血的新生血管增生，可能导致玻璃体出血等并发症。在医院可以行激光治疗，促进黄斑部水肿的吸收，也可以行特殊的眼内注射进行治疗。

视网膜血管（静脉）阻塞

交叉部位　　　　　**视神经乳头**

正常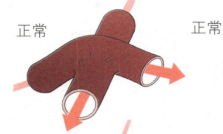正常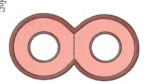

阻塞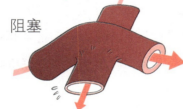阻塞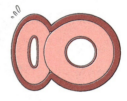

静脉被压迫，血流障碍

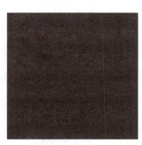整个视野
变暗

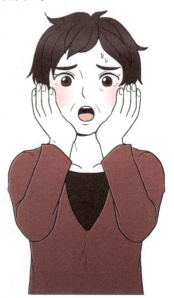

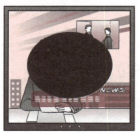部分视野
变暗

视网膜动脉阻塞症

由于动脉硬化等原因，导致在动脉壁上形成的血栓脱落，以致视网膜动脉阻塞

　　该病与年龄增加所导致的动脉硬化关系密切，中老年人多见。与前面所说的"视网膜静脉阻塞症"相同，根据动脉阻塞的部位不同，分为"视网膜中心动脉阻塞症"和"视网膜分支动脉阻塞症"。

　　在视神经乳头上行走的动脉发生血栓阻塞，导致视网膜中心动脉阻塞症，动脉血流中断，出现氧和营养物质运送障碍。临床表现为视力突然减退、整个视野变暗。另外，中心动脉的分支发生血栓阻塞，形成"视网膜分支动脉阻塞症"，此时，在血流中断的部位发生供氧和营养物质障碍，导致部分视野模糊，视物困难。一旦视网膜动脉发生阻塞，就会在被阻塞的前方部位出现障碍。在发病后 2 小时以内进行溶栓治疗，可以使视力得以改善；若是"视网膜中心动脉阻塞症"不能够在发病后 90 分钟内接受治疗，则没有希望恢复视力。

视网膜中心动脉阻塞症

该病多见于由于动脉硬化导致血栓形成的患者，
血栓一旦脱落，便可能随血流堵塞视网膜动脉

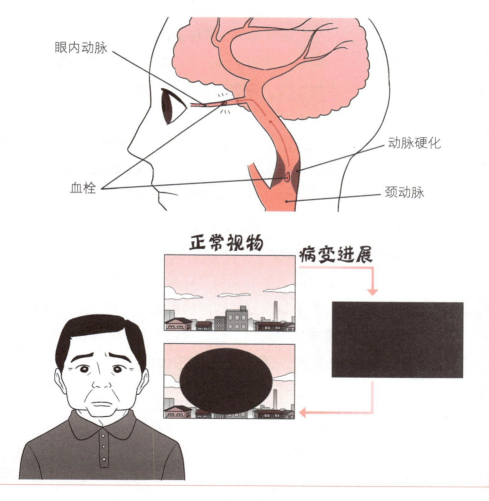

中心性浆液性脉络膜视网膜病变

视野的中心部变暗、视物困难，精神压力大的人要特别注意！

　　该病是由于在视网膜中心黄斑部的水（浆液）潴留，导致视野中心变暗、视物困难，30～40岁年龄段、体力活动较多的男性多发。其病因不明，一般认为是由于精神压力过大所致。

　　在视网膜下方，存在着毛细血管丰富的脉络膜组织。通常，是由视网膜色素上皮细胞防止从脉络膜渗出的浆液外漏。若是由于某种原因导致视网膜色素上皮细胞发生损伤，其机能出现障碍，浆液就会潴留在视网膜内侧，其结果是黄斑部位的视网膜上浮，引起视力障碍。

　　部分患者可以自愈，医生可以在一段时间内观察病情变化，同时给予帮助修复视网膜色素上皮细胞的维生素制剂和改善循环的药物。若症状逐渐加重，可以进行激光治疗，烧灼损伤部位，防止浆液渗漏。

中心性浆液性视网膜脉络膜病变

从脉络膜的血管渗漏出的浆液蓄积在视网膜内侧，导致视网膜上浮。视力减退，视野的中心部变暗，视物困难

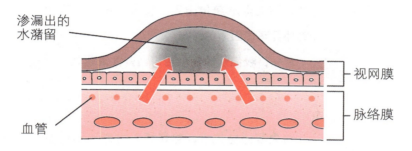

渗漏出的
水潴留

视网膜

脉络膜

血管

正常的视力

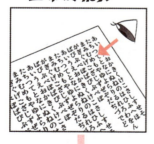

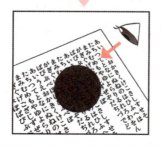

30 ～ 40 岁年龄段、好动
的男性多发

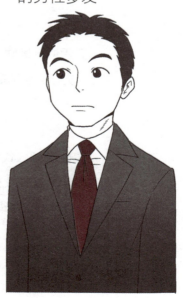

可怕的生活习惯病
通过您的努力，可以预防和改善

　　为了预防和改善生活习惯病，有必要知道该病是由什么导致的。生活习惯紊乱自不必多说，另外，还应考虑遗传因素、有害物质、环境污染等外界环境因素的参与。

　　首先，我们从改善生活习惯紊乱说起吧。

1　饮食生活习惯

　　首先要避免偏食、热量摄入过剩和不规则进餐。肥胖是最应该克服的。

2　运动习惯

　　利用体育运动、远足、行走或骑自行车上下班，克服运动不足。

3　精神压力

　　控制吸烟、饮酒，缓解精神压力。旅行、体育活动可以释放精神压力。立即奏效是不可能的，每天的坚持最重要。

第 **4** 章

白内障和青光眼

——因为自觉症状少，所以要定期检查

白内障

晶状体出现白色混浊，视物困难，多数情况是因为老化所致，又称为"老年性白内障"

通常将人眼睛的结构比作照相机。晶状体相当于镜头，视网膜相当于胶片。若镜头（晶状体）出现白色混浊，不能够在胶片（视网膜）上描记出鲜明清晰的图像，这就是白内障。绝大多数白内障是由于晶状体老化所致。

晶状体内部是由水分和蛋白质组成的，由于蛋白质发生变化，其和水分之间失去平衡，使得原本无色透明的晶状体变得白色混浊。这种蛋白质的变化有多种原因，最为多见的是老化。从 40 岁左右开始至 80 岁，晶状体就逐渐变得混浊了，这是普遍现象。医学上将这种由于老化所致的白内障，称为"老年性白内障"。

白内障多数属此类型。另外，其他眼睛疾病、糖尿病、过敏性皮炎、外伤、长期使用类固醇（甾族化合物）类滴眼液等，也会导致白内障。

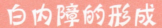

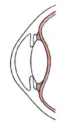
无色透明的晶状体内部由水
分和蛋白质组成

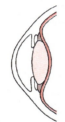
随着年龄增加，蛋白质变得白
色混浊，这是白内障的初期

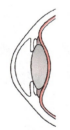
从 40 岁左右晶状体开始混浊，
到了 80 岁，任何人的晶状体
都变得混浊，这种由于年龄增
加导致的白内障，称为"老年
性白内障"

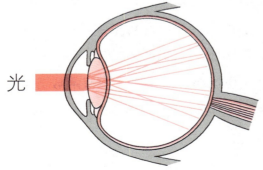

光

一旦晶状体发生白色混浊，
进入眼睛的光线就不能很好
地通过，其结果使得光线向
与原本不同的方向折射、散
射，导致视物模糊

白内障的种类和症状

由于没有自觉症状，所以病情不断进展，视力低下和严重视物模糊需要检查

白内障病情是如何发展的？从晶状体混浊来说明比较好理解。

晶状体是由其中心部的核、核周围的晶状体皮质和其外侧的晶状体囊三部分组成的。其中，核发生混浊称为"核白内障"，表现为光线一变暗就视物困难，近处的物体却能看得清楚；皮质混浊称为"皮质白内障"，容易出现光的反射混乱，表现为感觉晃眼明显、视物模糊；若晶状体后方的皮质混浊，称为"后囊下白内障"，表现为视力下降非常迅速。

无论是哪一种类型的白内障，在其初期阶段，很少能够感觉到异常，直到最后方能出现自觉症状——明显的晃眼和视物模糊。即便如此，也常常是把这种症状视为老花而置之不理，任由疾病进展。在感到眼睛疲劳难以恢复、视力进行性下降、明显晃眼的时候，必须注意，尽可能在此阶段接受检查。

请注意这样的症状

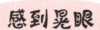

感到晃眼

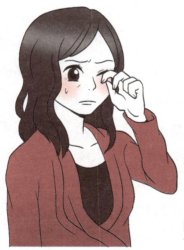

眼睛模糊

眼睛疲劳难以恢复，在视力进行性下降、感到明显的晃眼的时候，需要注意

白内障的治疗

白内障症状进展缓慢，治疗方法为开始点眼药，最终需要手术

　　已经患了白内障，晶状体已经混浊了，这时候应该怎么办呢？很遗憾，现代医学尚不能够使混浊的晶状体再恢复到原来透明的状态，所以，必须实施手术，将晶状体取出来。手术治疗的最佳时机是在明显的视力低下直至严重影响到日常生活的程度，在这之前，只能用延缓病情进展的药物进行治疗。

　　点眼药治疗的目的是改善晶状体的主要成分——蛋白质的代谢，以延缓疾病在初期阶段的进展，常用药物有吡诺克辛制剂和谷光甘肽制剂。即使使用药物治疗，病情也在缓慢进展，越来越看不清楚。首先，可佩戴太阳镜（有色眼镜）以减轻晃眼症状，戴眼镜或隐形眼镜以纠正视力，缓解日常生活中的不便；至病情发展到完全看不见的时候，接受检查并进行手术治疗。

初期行点眼药治疗

眼药：经常使用的有吡诺克辛制剂和谷光甘肽制剂

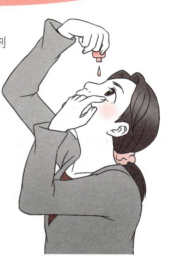

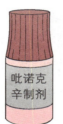
吡诺克辛制剂

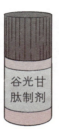
谷光甘肽制剂

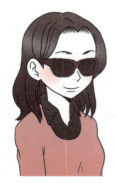

佩戴太阳镜（有色眼镜）以减轻晃眼症状，戴眼镜或隐形眼镜以纠正视力，缓解日常生活中的不便

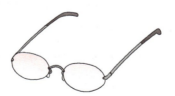

至病情发展到完全看不见的时候，行手术治疗

白内障的手术治疗

白内障手术时间很短，多数是在眼内放置人工晶体

　　无论是何种疾病，尽可能不要进行手术。虽说如此，但如果对日常生活已造成严重障碍，可能必须手术解决。近年来，白内障手术也在不断进步，无痛，手术时间短。因此，在门诊也可以接受手术，住院的话，3~4天就足够了。

　　白内障手术的主流是将晶状体摘除后，再在眼内放入人工晶体。置入眼内的晶体直径为 5.5 毫米和 6 毫米两种，用 2 个环状物固定。手术取出晶状体的内容物和外侧晶状体囊的前部（前囊），在残留后部（后囊）和悬韧带处挂上环，以支撑眼内晶体。

　　但是，在眼内置入人工晶体的方法，不可以用于合并有糖尿病视网膜病变、青光眼、葡萄膜炎的患者，需要谨慎行事。

置入人工晶体

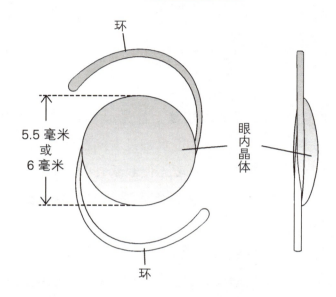

环

5.5 毫米
或
6 毫米

眼内晶体

环

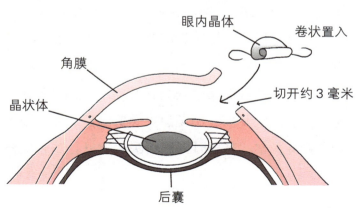

眼内晶体

卷状置入

角膜

切开约 3 毫米

晶状体

后囊

切开角膜，旋转置入人工晶体，在后囊
用环固定

白内障术后注意事项
手术后视力缓慢恢复，需要注意：不要使眼睛受到创伤或刺激

做完手术，要努力恢复。首先，术后 30 分钟之内要绝对安静，此后行走和进食都没有问题。从第 2 天前后视力开始逐渐恢复，只要不使眼睛疲劳，看一些东西是没有问题的。但是，在医生允许之前，请不要入浴、洗脸和洗发。

另外，术后要用一段时间眼药。伤口 1 个月左右就会愈合，在此期间，注意不要按压和揉搓眼睛。如果不增加眼睛的负担，就能够比较早地恢复工作。在手术 1 个月后，应该重新配制与所置人工晶体相匹配的新眼镜。

即便是白内障手术成功，此后也有继发白内障、青光眼、视网膜脱落、细菌感染等的可能。要注意术后眼睛是否有异常，必要时到眼科医生那里行眼底检查等。

术后注意事项

术后一段时
间要点眼药

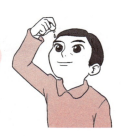

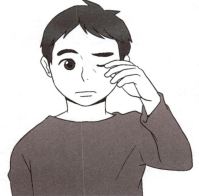

不要揉眼睛，
保持清洁

视力稳定后，
再配制新眼镜

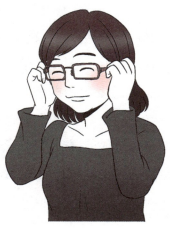

青光眼

青光眼是与白内障齐名的一种眼疾——是导致失明的第一位病因，患者数量仍在上升

　　我们常常听到的另一种与白内障齐名的眼睛疾病是青光眼。这种疾病是由于眼压升高，侵犯视神经，视野变窄，最终导致失明。最近调查显示，除糖尿病视网膜病变以外，青光眼是导致失明的首位病因。有报道，在日本，40岁以上的人，青光眼的发病率为5%，也就是说，在40岁以上的人中，20个人里就有1个人罹患青光眼。

　　在眼球中有适度的张力，这就是眼压，通常是15mmHg左右。罹患青光眼的患者，多数眼压超过20mmHg，因此，眼球内部的高压就压迫了视神经乳头。但最近发现，即使眼压不高，视神经也会变弱，形成青光眼，这种情况已引起了人们的注意。

　　青光眼有几种？会出现什么样的症状？什么样的治疗方法效果好？在以后的章节中会详细说明。

青光眼的先兆

虽然没有症状，但病情在逐
渐发展，故要定期检查！

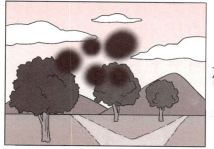

耳侧　　　　　　　　　鼻侧

初期

部分看不见，因为我们用
两眼同时视物，所以不易
被发现

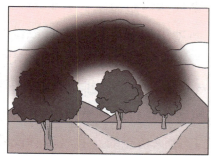

耳侧　　　　　　　　　鼻侧

中期

上半部分可描记出半圆状
阴影，看不见

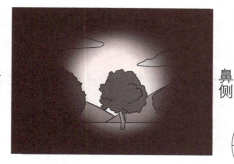

耳侧　　　　　　　　　鼻侧

后期

能够看见中心部，如面包
圈样的周边看不见，在此
阶段才发现疾病的人最为
多见

青光眼的种类

从发病结构上，分为"闭角型"和"开角型"青光眼；从有无病因上，可分为"原发性"、"继发性"和"先天性"青光眼

从发病组织结构和有无病因方面，青光眼可以分为多种类型，全部罗列出来比较混乱，现加以整理说明。

可从眼球结构上根据症状进行分类。我们的眼睛，在角膜和晶状体之间不断地生成房水，又不断地排出，保持动态平衡。如果由于某种原因，使得房水排出出现障碍，造成房水蓄积，导致眼压升高。排出房水时，排水口前房角的部位被虹膜堵塞，将这种类型称为"闭角型青光眼"；在前房角上起过滤功能的小孔（苏林氏管）发生堵塞，房水循环障碍，将此称为"开角型青光眼"。

从有无病因上分类，将找不到任何病因的情况，称为"原发性青光眼"；由于外伤、疾病、药物等原因引起的，称为"继发性青光眼"；原本前房角存在先天异常的情况，称为"先天性青光眼"。

自己判断

眼球有无弹力？

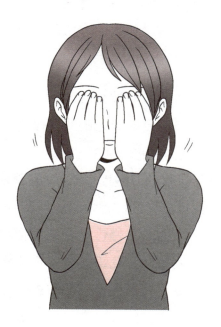

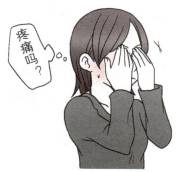

疼痛吗？

轻轻地按压眼球，判断眼球是否有弹力。青光眼的时候，可感觉到眼球发硬

原发性青光眼

"慢性型"和"正常眼压型"的病情进展不知不觉;"急性型"时若不及时尽早处理可导致失明

在前一节的后半部分我们讲了根据有无病因对青光眼的分类,而原发性青光眼的直接原因不明。在几种青光眼中,这是最为多见的一种类型。原发性青光眼又分为症状缓慢进展的"慢性型"、突发眼疾剧烈疼痛的"急性型"和眼压正常的"正常眼压型"。

发病率最高的是慢性型,该类型的绝大多数患者其症状变化极其微妙,几乎完全察觉不到眼睛的异常,眼压逐渐地升高,视野狭窄、缺损扩大。同样,没有自觉症状的正常眼压型的大多数患者也是原因不明,眼睛哪里的结构发生了异常也不清楚,即便是检查,数值也都正常,但同时病情却逐渐进展。这成为了导致目前青光眼发病率增加的直接原因。伴随着剧烈眼睛疼痛,病情迅速进展、恶化的急性型,一旦出现症状,若不立即治疗,将有导致失明的危险。

在日本，多数为眼压正常的青光眼

在 40 岁以上的人中，每 30 人中就有 1 人罹患！

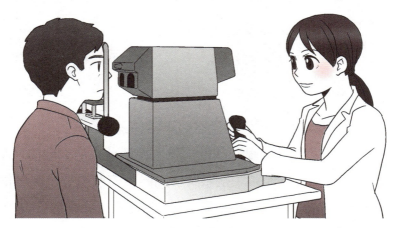

因为几乎没有任何自觉症状，所以要定期进行眼科检查

针对原发性青光眼，实施激光虹膜切开术

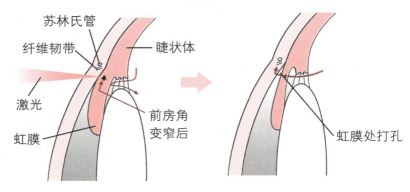

① 前房角变窄后，进行激光治疗，改善房水循环

② 在虹膜处打开一个孔，从纤维韧带、苏林氏管处使房水流出

继发性青光眼和先天性青光眼

"继发性青光眼"是由于外伤或某种疾病导致；"先天性青光眼"是由于前房角的发育异常导致

有特定病因的青光眼有以下两种。

"继发性青光眼"是由于外伤或某种疾病引起的；其中，"外伤性青光眼"是眼睛受到强烈的冲击后，前房角受伤，眼压升高，引起视神经损害所致。另外，糖尿病视网膜病变的终末期出现的"新生血管性青光眼"、糖尿病合并症之一的"晶状体溶解型青光眼"、伴随葡萄膜炎的"虹膜睫状体炎症候群"、眼睛内出血时因血液堵塞了房水出口引起的"眼内积血性青光眼"以及由肾上腺皮质激素的副作用导致的"皮质类固醇性青光眼"等青光眼类型也很多见。

"先天性青光眼"是由前房角发育异常、眼压升高所致的。其中，有一种是出生时前房角发育并没有异常，而是到了青春期后才出现异常的情况，特称为"青少年型青光眼"。

病因是眼压升高

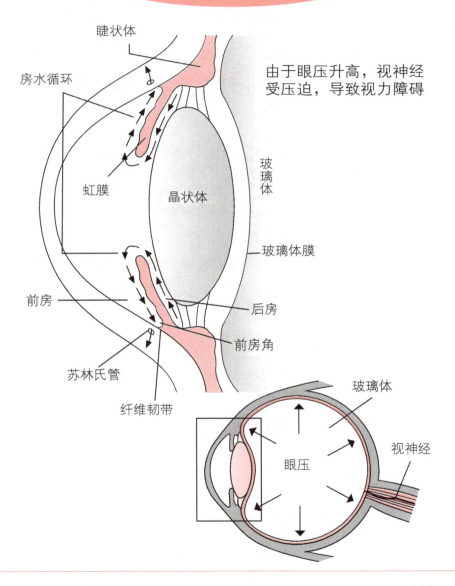

睫状体

房水循环

虹膜

晶状体

玻璃体

玻璃体膜

前房

后房

前房角

苏林氏管

纤维韧带

由于眼压升高，视神经
受压迫，导致视力障碍

玻璃体

视神经

眼压

青光眼的治疗

治疗上有药物疗法、激光疗法和手术疗法3种。对于慢性型和急性型，分别有不同的治疗方法

　　被诊断为青光眼后，采取什么样的治疗好呢？现在，青光眼的治疗分为药物疗法、激光治疗和手术疗法3种，但无论何种治疗方法，都不能根治青光眼。如何能控制疾病进展才是最重要的。

　　青光眼分为症状缓慢进展的"慢性型"和病情急剧恶化的"急性型"，在治疗上必须分别采取不同的方法。对于慢性型，可以采取点眼药、内服药、激光治疗和手术治疗4种方法。一般，首先需要点眼药，降低眼压；在点眼药不能完全控制眼压的情况下，通过口服药物控制房水的产生量；若依然不能收到满意的效果，可进行激光治疗，最后行手术治疗。正常眼压型青光眼的治疗方法与慢性型相同。

　　急性型青光眼，在发作后的24小时内点眼药以缓解疼痛，应急治疗之后，再采用激光治疗以改善症状。

首先是点眼药和口服药物

从降低眼压开始

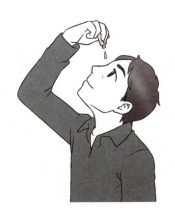
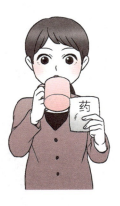

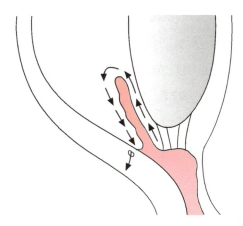

点眼药

降低眼压

内服药

控制房水的
产生量

青光眼的激光治疗

针对慢性型和急性型，采用不同的激光治疗，操作简单、费用低，但效果只能维持1~2年

使用药物治疗降低眼压，眼压依然不能达标时，可以进行激光治疗。激光治疗本身并不难，也不用担心对身体有什么负担和副作用，但其效果只能维持1~2年的时间，也有间隔数年仍需要再做同样治疗的情况。

慢性型青光眼患者使用激光治疗时，因为是滤过器的网眼被堵塞导致眼压升高，所以用激光烧切承担滤过网机能的苏林氏管小孔的一部分，使房水易于流通即可，这种治疗称为"激光纤维韧带形成术"。

急性型青光眼是由于房水回流变差，蓄积的房水压迫堵塞排水口所致，因此使用激光在堵塞排水口的虹膜上打一个小孔就可以了，这种治疗称为"激光虹膜周切术"。

无论是哪一种情况，若治疗效果不理想，必须下决心进行手术治疗。

使用激光打通管道

在纤维韧带上打孔连接苏林氏管，使房水得以通过

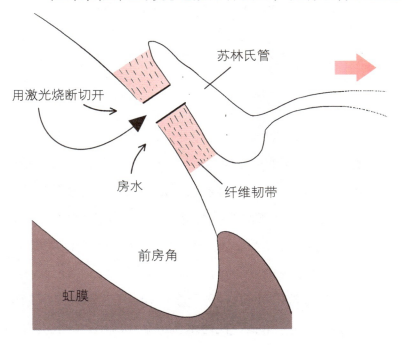

苏林氏管

用激光烧断切开

房水

纤维韧带

前房角

虹膜

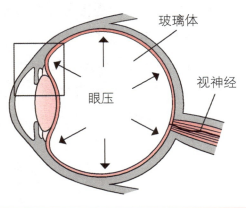

玻璃体

视神经

眼压

青光眼的手术治疗

在疾病早期，行"纤维韧带切开术"是有效的，一般多倾向于行"纤维韧带切除术"

在药物和激光治疗不能奏效的情况下，需要考虑手术治疗。在疾病的早期，可以实施纤维韧带切开术，即将房水排出口苏林氏管的内膜切除，使房水正常循环。但是，多数青光眼都属于慢性型，不易在早期发现，另外，即便是进行早期治疗，也未必能够收到非常好的效果，所以实施这种手术的并不多。

现在通常进行的是纤维韧带切除术，即切除巩膜的一部分，打开一个孔，使房水从这个孔流出。该孔并非原有的排水孔，而是将房水从新孔即结膜下方向外导流出的新路径。手术打开一个小孔，房水就不断地自此流出，用线将孔牵挂着，以调整孔径的大小，控制房水的流量。

另外，不能仅仅依赖于上述的治疗，日常保护好眼睛、尽可能地不增加眼睛的负担、延缓病情的进展也是非常重要的。

纤维韧带切除术

切除巩膜的一部分，打开一个孔，使房水
从这个孔流出；
新切口并非原排出口，而是将房水从结膜
的下方引出的新路径

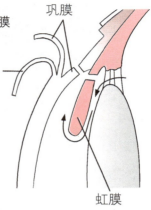

巩膜

结膜

虹膜

新的排水孔

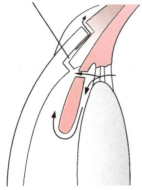

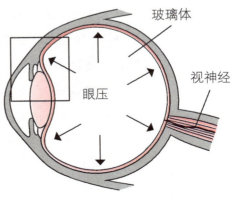

玻璃体

视神经

眼压

任何人都可以做的
防止眼睛老化的方法

老花眼和白内障是随着年龄的增加而出现的症状，即便如此，经过努力至少可以延缓症状的发生。让我们通过每天的锻炼和饮食，使眼睛永远保持年轻吧！

1 促进全身血液循环

运动少可加速眼睛老化，可做远足、慢跑等锻炼，通过适当的运动促进周身血液循环。

2 睫状体肌肉的训练

调节眼睛焦距运动的是睫状体肌肉。反复进行突然睁眼和突然闭眼的运动，松弛紧张的眼睛肌肉，防止眼睛老化。

3 维生素 C 和维生素 E

氧化可使细胞老化。为防止这些细胞氧化侵害身体，需要必需的营养物质，维生素 C 和维生素 E 被称为抗氧化的维生素。积极摄取维生素 C 和维生素 E，可以减缓机体老化和眼睛老化。橙子中含有丰富的维生素 C，南瓜和鳗鱼中含有丰富的维生素 E。

第 **5** 章

利于眼睛的平和生活

——眼睛是非常容易超负荷使用的器官，要注意爱护

眼镜和隐形眼镜

如今配制眼镜和隐形眼镜非常方便，也正因如此，更要适合自己的正确选择

当患有轻度近视或远视时，多数人都会选择佩戴眼镜或隐形眼镜进行矫正。而无论配制的是眼镜还是隐形眼镜，是否真正适合你的眼睛呢？我们做了一个调查发现，能够正确使用眼镜的人要比想象的少得多。

需要使用眼镜或隐形眼镜时，多数人都是去普通的眼镜店或眼镜连锁店配制。这些眼镜店，大多数都是在配制眼镜前粗略地进行简单的视力检查，而对视力下降的原因并不做调查，也并不考虑配镜人的健康状态就配制镜片。我们建议尽可能地去眼科进行相关的检查。

另外，在选择矫正必需品的时候，很重要的一点就是要考虑眼镜在什么情况下使用。此外，还要根据自身的生活方式和工作环境来选择眼镜。

首先要接受眼科检查

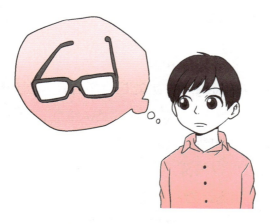

　　在眼镜店配制眼镜或隐形眼镜前，要到眼科进行综合检查

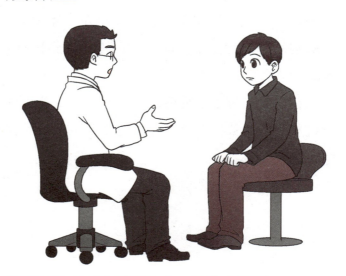

选择眼镜的方法

正确选择眼镜的窍门：镜片的种类、镜框及配件

　　矫正视力最简单的方法就是使用眼镜。在选择眼镜时主要需注意以下 3 点：镜片的种类、镜框和配件。

　　镜片有玻璃和塑料两种。玻璃重，容易破碎，但折光率好，可以做得很薄；而塑料表面容易磨损，折光率低，如果度数很高，镜片就要很厚。

　　根据框架的类型，镜框可分为全框架型、半框架型和无框架型 3 种。半框架型是用尼龙绳支撑镜片的下半部分，不耐热且不耐磨，使用 1 年左右需要更换 1 次。无框架型是镜片完全显露，并在镜片上直接打孔固定，其缺点是容易碎。

　　在配件的使用上需要注意，如耳架或鼻垫有不适感时依然坚持佩戴，就会增加眼睛的负担，并且容易导致眼睛疲劳。

配件的正确使用

配眼镜时，要选择戴着完全没有不适感的眼镜！

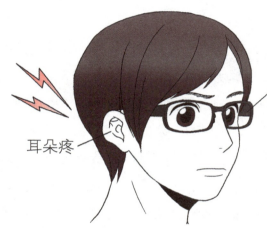

眼镜很容易错位

耳朵疼

3种类型

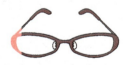

全框架型

镜片周围全部被框架支撑着，这是最为安全的类型

半框架型

镜框的下半部分是用尼龙绳支撑着镜片，不耐热且不耐磨，使用1年左右需要更换1次

无框架型

镜片完全裸露，直接在镜片上打孔，其缺点是容易碎

佩戴隐形眼镜的适应证

不改变颜面形象，就能够矫正视力，但在使用时必须重视其适应证

隐形眼镜既可以不改变面部形象，又能够矫正视力，这是隐形眼镜的魅力所在。随着科技的进步，有不太增加眼睛负担的、有一次性使用的等多种类型的隐形眼镜被逐渐开发出来，使用的人数也在不断增加。

即使如此，并非任何人都可以轻易地使用隐形眼镜。实际上，根据眼睛的状态和使用的环境不同，有人就不适合佩戴隐形眼镜，也有因使用不当导致眼睛出问题的。

不太适合佩戴隐形眼镜的人有以下几类：角膜、结膜有病变的人；不能够定期接受健康检查的人；不留意眼睛异常的人；干眼症患者；需要长时间持续凝视眼前工作的人等。

适合佩戴隐形眼镜的人有：高度近视的人；左、右眼视力差距大的人；因严重散光需要纠正的人；工作或生活环境中不能够佩戴眼镜的人。总之，必须重视佩戴隐形眼镜的适应证。

不适宜佩戴隐形眼镜者

强行佩戴隐形眼镜，会导致眼睛疾病

干眼症者

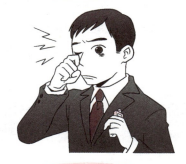

角膜、结膜有病变者

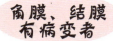
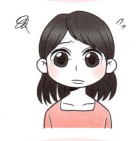

长时间高强度使用眼睛者

不能够定期接受眼睛健康检查和购买镜片困难者

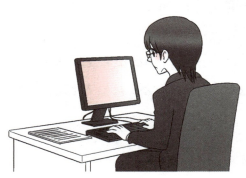
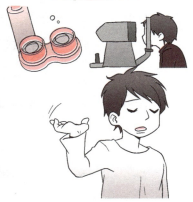

配制隐形眼镜前的检查

因为隐形眼镜直接接触眼睛，所以一定要进行事前的详细检查

　　配制眼镜或隐形眼镜时，必须要进行严格的检查，这在前面已讲述过了。由于隐形眼镜直接接触眼睛，所以在佩戴前必须到医院接受眼科医生详细的、精密的检查。

　　前眼部的检查主要是检查角膜、结膜有无炎症，有无倒睫，眼睑有无异常。另外，检查眼泪量和眼泪质量的泪液检查也非常重要。不仅要检查隐形眼镜直接接触的部位，还应进行眼底检查，看视网膜有无问题。

　　如果上述检查都没有问题，还要进行与选择合适镜片相关的屈光检查。测量裸眼的屈光度，以决定合适的度数；之后，检查角膜的大小和弧度，以决定镜片的尺寸和弧度；然后，实际佩戴一下，确认佩戴后眼睛的舒适度。此外，在佩戴以后，定期接受眼科检查也是非常必要的。

配制隐形眼镜前必要的检查

为了选择与自己眼睛匹配的镜片

眼底检查

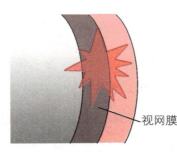

视网膜

视网膜有无异常

前眼部检查

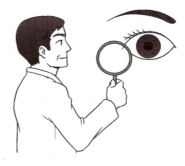

角膜、结膜有无炎症，有无倒睫，眼睑有无异常

屈光检查

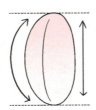

矫正视力到什么程度合适呢？通过测量角膜直径，确定镜片的尺寸，同时还需要测量镜片弧度和角膜曲率半径

泪液检查

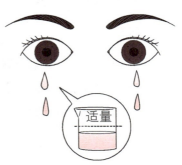

适量

有无适量的眼泪

隐形眼镜的种类

隐形眼镜从材质上分为硬质塑形和软质两大类，根据用途和使用环境等不同，尚有其他多种类型可以选择

　　与从前只有硬质和软质两种材质的隐形眼镜相比，现在的类型多样，可以根据不同用途和个人需求进行选择。具有较高矫正能力的硬质塑型隐形眼镜，价格便宜、寿命长、经济实惠，但不能长时间使用，并容易脱落或偏离。与硬质的相比，软质的佩戴时间长且较为舒适，但缺点是较易干燥、易造成感染和使用寿命短。目前正在开发一种能够弥补塑型性隐形眼镜氧气通透性不足的新品种。

　　虽然软质型总体成本较高，但因不需要消毒、清洗等操作程序，因而备受欢迎。软质型也被称之为"使用后即可抛弃"的制品，也即为"一次性使用的产品"。根据可佩戴时间的不同，又可分为日抛型，连续使用1~2周型和整日佩戴2周需更换一次型。

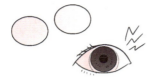

软型隐形眼镜

优点：佩戴时间长，感觉舒适
缺点：容易干燥或引起炎症，
寿命短

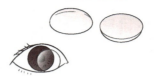

硬型隐形眼镜

优点：成本、性能上具有优势
缺点：不能够连续使用，容易
偏离或脱落

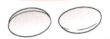

**氧气通透性好的
塑型性隐形眼镜**

尽可能地弥补塑型性隐形
眼镜不足的一种镜片

最受欢迎的品种

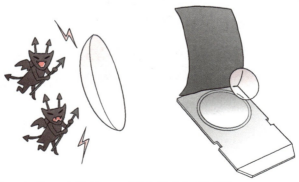

价格贵，但为一次性使用，不用担心细菌感染

隐形眼镜与干眼症的关系

干眼症患者使用隐形眼镜，会加重眼睛干涩

　　我们不推荐干眼症和长时间操作电脑的人使用隐形眼镜，但是，仍有不少这类人群佩戴隐形眼镜。此时，佩戴者要了解减少眼睛负担的方法。

　　这类人群，在使用隐形眼镜时需要注意以下问题。佩戴隐形眼镜容易导致眼睛表面干燥。长时间使用隐形眼镜，耐受了有异物感的眼睛对刺激变得不敏感，眼泪分泌量减少。另外，含水量多的隐形眼镜，会促进水分蒸发。这样一来，眼睛表面就变得不润泽，污浊容易附着损伤角膜，引起疼痛、瘙痒以及各种各样的伤害。

　　为了保护眼睛，使其所受伤害降到最小限度，需要注意有意识地多眨眼睛、保持室内湿度、不让空调的风口直接吹向眼睛、使用不含有防腐剂的泪液型滴眼液（后面还要提及）等。

减轻眼睛负担的种种方法

调整好室内湿度

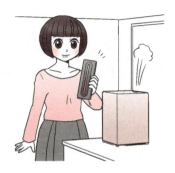

有意识地进行眨眼动作

吧　嗒

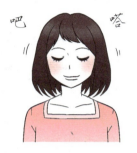

用不含有防腐剂的泪液型眼药点眼睛

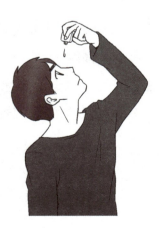

不让空调的风口直接吹向眼睛

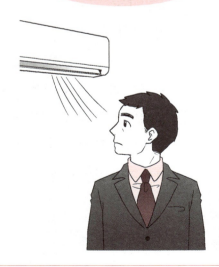

改善工作环境

电脑工作可增加眼睛的负担，应尽力营造出缓解眼睛负担的工作环境

在前面已经谈到了，与是否佩戴隐形眼镜无关，电脑工作本身就会给眼睛增加很多负担。然而，我们不可能不使用电脑，此时，尽可能营造一个可以缓解眼睛负担的工作环境非常重要。

在电脑屏幕上所显示的文字不要太小，避免文字颜色和背景颜色的差异过于鲜明，不要让周围景物和照明映入显示器。适合于眼睛的柔和的室内照明是 300 勒克斯，大约在 6 平方米面积，使用一根 40 瓦的荧光灯或 3 根普通照明灯就可以。室内湿度以 50% 最为适宜。

另外，使用电脑的姿势和工作间歇休息也很重要。电脑屏幕不要使用极端角度，水平或轻微上仰，与眼睛之间的距离以 50 厘米为宜。需要长时间电脑工作时，应每小时休息或换做其他工作 15 分钟，保持这种不导致眼睛疲劳的节奏。

改善工作环境

营造出有利于眼睛的工作环境，防止眼疾发生。

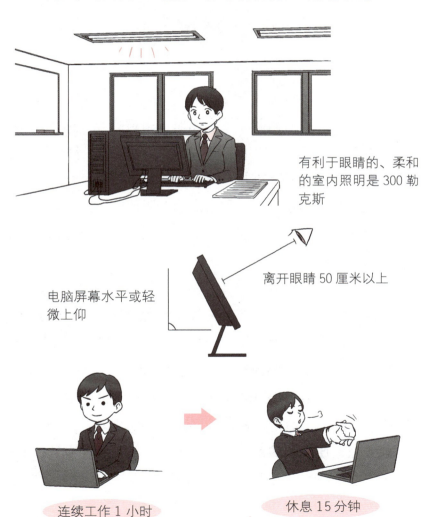

有利于眼睛的、柔和的室内照明是 300 勒克斯

离开眼睛 50 厘米以上

电脑屏幕水平或轻微上仰

连续工作 1 小时

休息 15 分钟

眼药的选择和上市产品

市场上有各种各样的眼药，应该选择与症状最相符的眼药

　　干眼症者有眼睛干涩、充血、眼睛疲劳等症状，比较容易治疗，在商店里的眼药是最受欢迎的。大的药厂，其产品通过不断上电视、登广告，引人注目。众多人都是凭广告的印象、心理因素去选购眼药的，但眼药是直接滴入眼睛的，一旦选择方法或使用方法搞错，都将导致眼睛疾病。

　　干眼症或视频工作者，发生眼睛干涩等情况时，为了缓解症状，需要泪液的替代品给角膜补充氧和营养物质，所以我们推荐使用泪液替代品类的眼药。在眼睛干燥的同时又有眼睛疲劳感，则推荐使用含有维生素 B_2、维生素 B_6、维生素 B_{12} 以及 L－天冬氨酸钾、黄素腺嘌呤二核苷酸成分的眼药。当眼睛模糊明显时，为抑制眼睛充血，使用盐酸萘甲唑啉、甲硫酸新斯的明有效。参考上述推荐，再去药店和店员商谈。

选择符合症状的滴眼液

干眼症者 泪液类的滴眼液有效

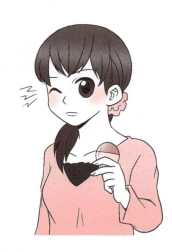

眼睛疲劳者

含有维生素 B_2、维生素 B_6、维生素 B_{12} 等的滴眼液有效

视物模糊者

盐酸四氢唑啉滴眼液有效

眼睛充血明显者

含有盐酸萘甲唑啉的滴眼液有效

眼药和防腐剂

具有爽快感的眼药中都添加有防腐剂，在泪液减少点眼时，要引起注意

我们强调，有干眼症的人一定要选择不添加防腐剂的眼药，但实际上，市面上所售的大多数眼药均添加有防腐剂。许多人都有这种经历，点眼药后感觉眼睛清澈、爽快，而实际上起到上述作用的是防腐剂本身。开封后，为了不让杂菌繁殖而添加防腐剂，但决不可断言其对眼睛无害。实际上，长期使用这类眼药水后出现眼睛疾病的也有报道。

在泪液减少的情况下点这类眼药水，眼药的成分不能够被眼泪所稀释，使作用于眼睛的药物浓度较高。

佩戴隐形眼镜的人使用这类的眼药水也需要注意。泪液减少且佩戴隐形眼镜的人，若使用上述眼药，药物成分附着在镜片上，会给予眼睛更强烈的刺激。所以，我们推荐与不添加防腐剂的眼药每隔一次交替使用。

防腐剂和滴眼液

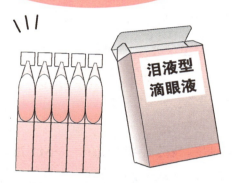

泪液型
滴眼液

每间隔一次使用不添加防腐剂的滴眼液，以减少对眼睛的刺激

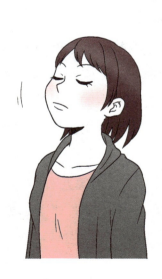

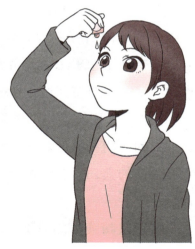

点滴眼液后稍事闭眼一会儿，使眼药在眼睛表面均匀分布

眼睛疲劳的对策

治疗眼睛疲劳的对策最终是要休息眼睛，重新评估平时工作的场所，预防眼睛疲劳

当眼睛疲劳症状轻微时，不注意或放置不治，最终会导致各种各样的眼睛疾患。因此，对于单纯的眼睛疲劳不能轻视，而要采取对策。

至此，我们已经强调了多次。现今社会，由于电脑工作导致的眼睛疲劳的数量占多数。长时间地看屏幕，给眼睛带来了超乎想象的负担，请重新审视一下电脑屏幕的亮度，不要使其过于明亮，调整好电脑的位置（视线的高度），摆好操作时的姿势，注意适度休息，调整好室内的照明和湿度，这些都是最基本的。另外，佩戴隐形眼镜的人，还需要备用一副电脑专用眼镜，在工作时最好换上。

缓解眼睛疲劳的对策，除了点眼药等几种方法外，最终要休息眼睛。说起来简单，但做起来却比想象的要难。

防治眼睛疲劳的对策

最好抑制眼泪的蒸发！

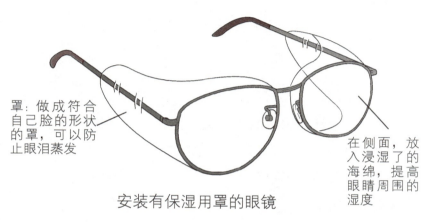

罩：做成符合自己脸的形状的罩，可以防止眼泪蒸发

在侧面，放入浸湿了的海绵，提高眼睛周围的湿度

安装有保湿用罩的眼镜

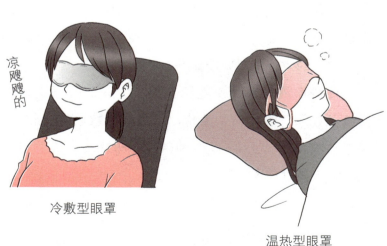

凉飕飕的

冷敷型眼罩

温热型眼罩

按摩、穴位、加温热敷

敲打一下疲劳的眼眶，眼睛周围的肌肉疼痛时，按摩、刺激穴位、加温热敷均有效

由眼睛疲劳导致的诸多不适的症状，从根源上说，是活动眼球的眼部肌肉和睫状体产生的一种肌肉痛。同肩部僵硬一样，眼部肌肉紧张并呈现一种僵硬的状态。所以，在治疗上也同治疗肩紧一样，进行按摩、轻松地活动、按压穴位等可以奏效。

如右图那样，按摩眼睛周边，缓解肌肉紧张，通过眼球运动，松弛僵固的肌肉。另外，按压面部、后头部和手掌上的穴位，对缓解眼睛的疲劳也有效。

促进血液循环，使堆积在眼肌中的疲劳物质排出，供给氧分和营养物质。为此，给眼睛热敷是有效的。用温毛巾敷在眼睛上3~5分钟，会立即感到爽快。相反，在眼睛充血时需要冷敷。

刺激眼睛的穴位真爽快！

用指腹轻轻按压眼周的
穴位有效

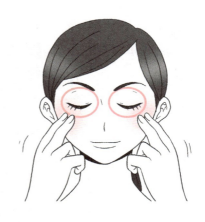

太阳穴

在眼睛和眉毛间的中间点，
两指以外的地方

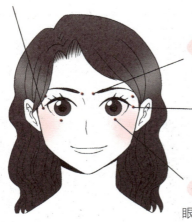

攒竹穴

在眉头处，按压时有疼痛感

瞳子髎

在眼眉梢的侧面，
肌肉较少，不可
过于用力

四白穴

眼睛中央，下眼睑下一横指

睡眠让眼睛得到最好的休息

要使眼睛休息，当然睡眠最重要，为了得到良好的睡眠，要努力创造条件

导致眼睛疲劳的最主要因素是超负荷地使用眼睛，周身劳累和精神压力也是其中的原因。充分的睡眠可以使眼睛得到休息。在眼睛健康方面，良好的睡眠姿势也很重要。

睡眠是修复眼睛疲劳的最好方式，这是毋庸置疑的。人体从深夜到早晨都不活动，最好在晚上 12 点之前休息。另外，最好养成定点起床的习惯，每日应睡眠 6～8 小时。

为获得优质的睡眠，室内照明要暗，晚餐要早，控制饮用咖啡、绿茶等含有咖啡因的饮料，睡前不要饮酒，这些都是良好的对策。在兴奋不能入睡时，泡一个热水澡，促进血液循环，或做一套轻松的体操以放松肌肉，熏香或听音乐消除精神紧张，然后钻入被窝，心情放松地等待入睡。

入浴和睡眠

入浴可促进血液循环；若同时获得充分的睡眠，可以消除眼睛疲劳

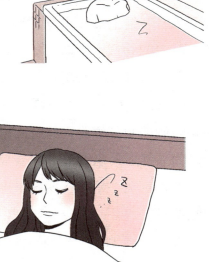

每日应保持 6~8 小时的睡眠

对眼睛有益的营养物质 1　维生素 A
维生素 A 是活化细胞的营养素

　　要把眼睛从各种疾病中解救出来，要考虑从身体内部进行预防，也就是要摄取对眼睛有益的营养物质。

　　维持眼睛健康最重要的物质是维生素。其中，必须提到的是，维生素 A 是保护眼睛细胞和黏膜新陈代谢时不可缺少的物质。摄取充足的维生素 A，可以制造出新生细胞以替代老旧脱落细胞，使组织保持正常状态。对于眼睛来说，维生素 A 是视网膜感光细胞的成分，此外，还参与制造角膜细胞，具有合成保护角膜黏液成分的机能。如果维生素 A 摄取不足，将会导致视物变暗、视物困难的夜盲症，角膜透明度下降，角膜表面干燥，容易引起炎症。

　　右图为富含维生素 A 的食品。维生素 A 不会因为加热而破坏其成分，所以各种各样的做法都可以。

含有维生素 A 的食品

蔬菜和牛、猪、鸡等
动物肝脏中含量较多

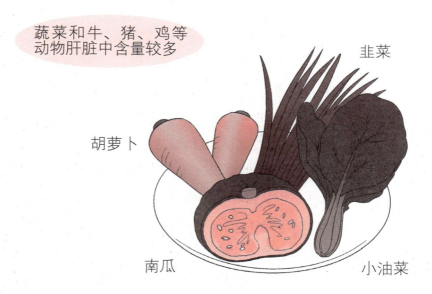

韭菜

胡萝卜

南瓜　　小油菜

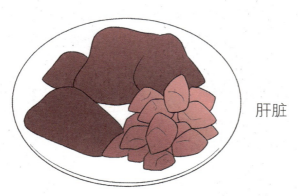

肝脏

对眼睛有益的营养物质 2　B 族维生素

对眼睛疲劳有效的 B 族维生素

B 族维生素也是非常重要的，仅次于维生素 A。B 族维生素有促进蛋白质和碳水化合物吸收、促进细胞生长、防止老化的作用。对眼睛来说非常重要的是维生素 B_1 和维生素 B_{12}，它们可以消除视神经疲劳和肌肉疲劳，防止视力下降。维生素 B_1 不足可以导致眼睛疲劳，因此要了解自己是否从食物中摄取了足量的维生素 B_1。还有，这种维生素不能在体内储存，也不能一次大量摄取，所以应该保证每日都有足量的摄入。

另外，能够帮助脂肪吸收的维生素 B_2，可以消除眼睛疲劳导致的充血，并有维持视力的作用；维生素 B_6 可促进蛋白质的吸收、提高免疫机能，这些也都是我们需要的营养物质。

维生素 C 是维持晶状体透明度不可缺少的物质，有预防晶状体混浊进而导致白内障的作用。

富含维生素 B_1 和维生素 B_{12} 的食品

维生素 B_1：猪肉
维生素 B_{12}：贝类、咸大马哈鱼子、盐渍鲑鱼子、牛肝等含量较多

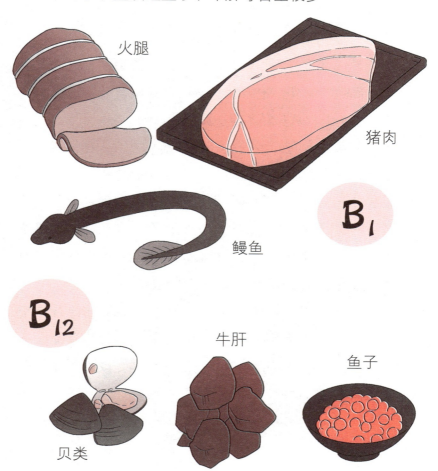

火腿

猪肉

鳗鱼

B_1

B_{12}

贝类

牛肝

鱼子

对眼睛有益而备受瞩目的食物——蓝莓，因含花青素的色素成分而引人注目

最近常常听到"蓝莓对眼睛好"的说法，这究竟是否正确呢？另外，也常有"某某对健康有益"这样的言论。事实上，是与非不能一概而论。

蓝莓中含有的多酚是一种色素成分——花青素，不仅具有强化眼内毛细血管、改善血流的作用，还具有向眼睛各部位运送氧和营养物质的作用以及促进调节眼睛聚光的睫状体的机能。此外，它还有促进在视网膜感光后上传至大脑内神经物质再合成的作用，所以我们也期待着其发挥预防和改善眼睛疲劳的效用。

现已证明，花青素存在于蓝莓、黑加仑等食品中，对感光和抗衰老等有作用，因此被认为是健康食品而备受瞩目。这种物质的其他作用已被确认，故也可作为保健品积极进行摄取。

花青素

除蓝莓之外，在葡萄、草莓、红色洋葱中也含有

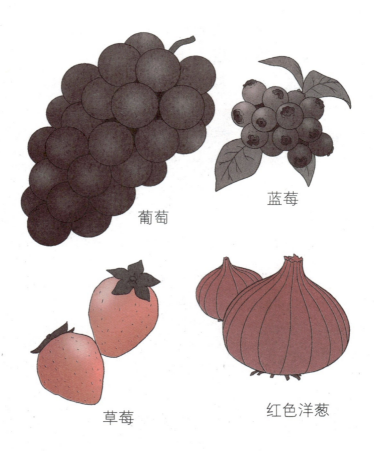

葡萄

蓝莓

草莓

红色洋葱

参考文献

[1] 户张几生．青光眼、白内障和眼睛疾病速解（日文）．主妇和生活社

[2] 户张几生．名医图解　青光眼、白内障和眼睛疾病速解（日文）．主妇和生活社

[3] 户张几生．图解　眼睛疾病——从眼睛疲劳到白内障、青光眼（日文）．法社

[4] 户张几生．必须知道的危险的眼睛疾病（日文）．讲谈社

[5] 大鹿哲郎．中老年眼睛疾病　分册 NHK（日文）．日本广播出版协会